TOUT SUR LES CRISES CARDIAQUES

Tout le monde veut s'assurer d'avoir un cœur solide et de vivre une vie longue et saine. Lorsque vous êtes prêt à prévenir les crises cardiaques et à vous sentir aussi bien que possible, assurez-vous de lire ce guide et d'apprendre les mesures à prendre pour obtenir enfin des résultats et garder votre cœur fort.

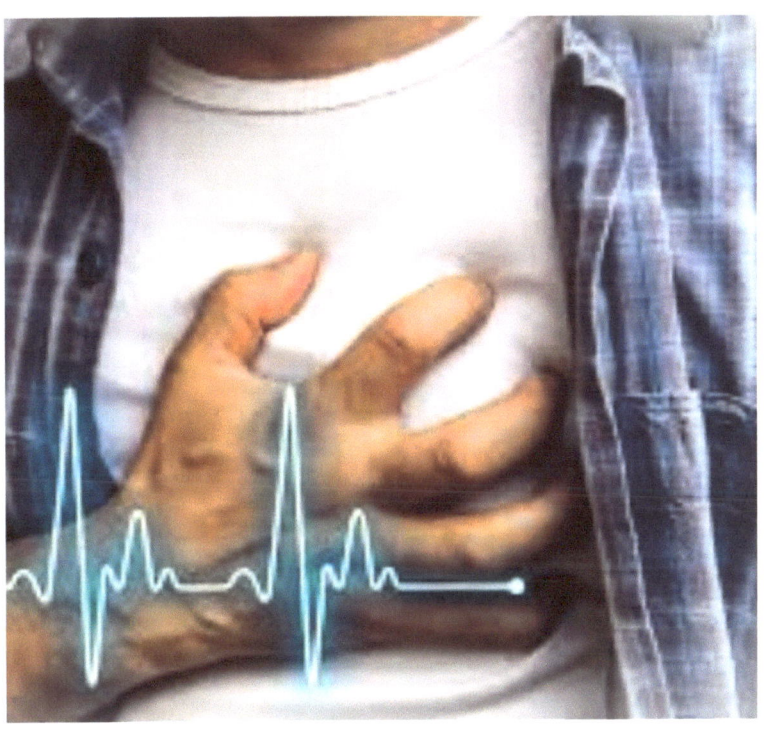

JEJA GAUTHIER

Contenu

Introduction

Partie un

Tout sur les crises cardiaques

Chapitre 1 : Tout ce que vous devez savoir sur les crises cardiaques

Qu'est-ce qu'une crise cardiaque ou un infarctus du myocarde?

• Symptômes d'une crise cardiaque ou d'un IM

• Comment diagnostiquer une crise cardiaque ou un IM

• Douleur thoracique - Cardiogène vs non cardiogénique

• Ce que votre médecin fera

Chapitre 2 : Complications graves d'une crise cardiaque

• Insuffisance cardiaque

• Maladie cardiaque valvulaire

• Choc cardiogénique

- Choc vasodilatateur
- Embolie pulmonaire
- Arythmies
- Syndrome du cœur brisé
- Anévrisme du myocarde

Chapitre 3 : Comment prodiguer des soins d'urgence en cas de crise cardiaque ?

- Les 6 signes d'une crise cardiaque
- Signes précurseurs d'une crise cardiaque
- Que faire avant l'arrivée de l'aide
- Que faire si vous avez une crise cardiaque seul

Chapitre 4 : Tout ce que vous devez savoir sur les « facteurs de risque » des maladies cardiaques

- Antécédents génétiques ou familiaux
- L'obésité et ses conséquences

- Mauvaise alimentation, mauvaise alimentation, vaisseaux cardiaques obstrués - accidents vasculaires cérébraux

- Fumer

- En buvant

- Taux de cholestérol élevé

- Activité physique

Deuxième partie

Comment avoir un cœur sain de façon naturelle

Chapitre 5 Effectuez ces changements de style de vie pour garder votre cœur sain et fort.

- Régime alimentaire : L'importance d'un régime alimentaire sain

- Exercice : les meilleurs exercices pour le cœur

- Réduction du stress

- Conditions environnementales, air et eau propres

Chapitre 6 : Remèdes pour un cœur sain

- Huile de poisson et autres suppléments

- Les vitamines et leur importance

- Les enzymes dans les aliments

- Les antioxydants

- L'agriculture industrielle et les aliments biologiques

- La désintoxication - la vérité

- Cures méditatives, réflexologie et pleine conscience

- Les super aliments pour la santé cardiaque

Conclusion

Introduction

Les crises cardiaques sont l'une des principales causes de décès aux États-Unis. Comme la majorité d'entre nous souffrent de divers types de problèmes de santé et que le manque d'activité et les mauvaises habitudes alimentaires ajoutent un stress supplémentaire au cœur, il n'est pas surprenant que beaucoup d'entre nous soient des bombes à retardement avant de subir une crise cardiaque.

Mère Nature a fait évoluer votre cœur et le reste de votre corps pendant des centaines de milliers d'années.

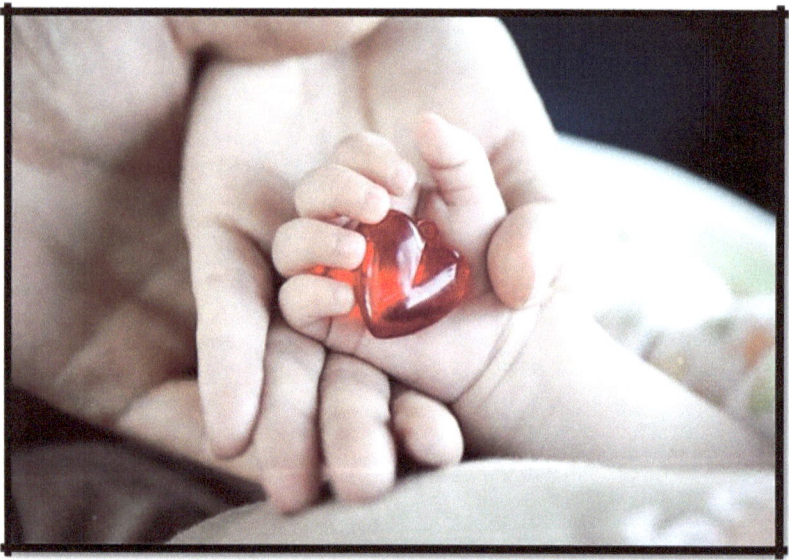

La nature l'a perfectionné pour en faire sans doute l'organe le plus important de votre corps. Le cœur est un gros muscle qui pompe le sang contenant de l'oxygène et d'autres substances essentielles vers tous les organes et cellules du corps. De plus, il permet d'éliminer les déchets produits par les fonctions corporelles quotidiennes.

Ce guide aborde les différents aspects des maladies cardiaques et des crises cardiaques. Vous apprendrez tout ce qu'il faut savoir sur les crises cardiaques, sur certaines des complications qui peuvent en résulter, et même sur les facteurs de risque qui augmentent vos chances de subir une crise cardiaque à un moment donné.

Mais la bonne nouvelle, c'est qu'il y a beaucoup de choses que vous pouvez faire pour réduire vos risques de crise cardiaque, et vous devez simplement vous y mettre dès que possible. Dans ce guide, nous allons examiner certaines des choses que vous pouvez faire pour garder votre cœur en bonne santé et vous sentir bien en un rien de temps.

Tout le monde veut s'assurer d'avoir un cœur solide et de vivre une vie longue et saine. Lorsque vous êtes prêt à prévenir les crises cardiaques et à vous sentir aussi bien que possible, assurez-vous de lire ce guide et d'apprendre les mesures à prendre pour obtenir enfin des résultats et garder votre cœur fort.

En aucun cas ce guide ne remplace l'avis d'un médecin. Si vous ressentez un des symptômes décrits, il est important de consulter immédiatement un médecin. Ce guide a été fait a titre indicatif, informatique et ne constitue pas un diagnostique médicale quel qu'il soit. L'auteur se dégage de toutes responsabilités en ce qui regarde des interprétations faites par tout lecteur, celui-ci doit consulter un médecin avant toutes actions pour confirmer ou infirmer les explications de ce guide.

Première partie

Est consacrée aux crises cardiaques.

Chapitre 1 : Qu'est-ce qu'une crise cardiaque ou un infarctus du myocarde ?

Une crise cardiaque survient lorsqu'un segment du muscle cardiaque meurt ou se nécrose en raison d'un manque d'apport sanguin. Les caillots sanguins bloquent généralement l'artère coronaire, qui fournit le sang au muscle cardiaque. Cette affection est également connue sous le nom de thrombose coronaire. Lorsque cela se produit, on ressent des symptômes pénibles tels que des douleurs thoraciques et une instabilité électrique des tissus myocardiques.

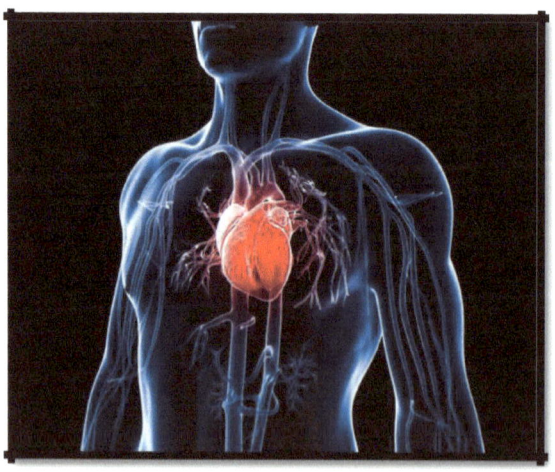

Les maladies cardiaques sont un terme général qui englobe les différents troubles et maladies qui peuvent affecter votre cœur et sa fonction. L'une des causes les plus courantes est le manque d'oxygène, qui résulte généralement d'un blocage des artères qui transportent le sang riche en oxygène des poumons vers le cœur. Cette affection peut provoquer des lésions cardiaques et, si elle n'est pas traitée, le cœur endommagé se nécrose. En d'autres termes, les cellules cardiaques vont commencer à mourir. Cette affection est souvent causée par l'accumulation d'une substance cireuse appelée plaque.

L'accumulation de plaque dans vos artères peut entraîner l'obstruction partielle ou totale des artères coronaires (ou cardiaques). C'est ce qu'on appelle l'athérosclérose. Le flux sanguin vers vos organes et vos tissus s'en trouve réduit. Si cette affection n'est pas traitée rapidement, les parties du cœur qui dépendent de cette artère vont mourir. Les tissus cardiaques autrefois en bonne santé vont également se fibroser, formant des cicatrices qui entravent les fonctions normales du cœur. Une telle affection peut parfois passer inaperçue et être difficile à détecter. Ainsi, si vous la laissez de côté pendant longtemps, de nombreux problèmes de santé cardiaque apparaîtront à long terme.

Symptômes d'une crise cardiaque ou d'un infarctus du myocarde

Le nombre de personnes souffrant de crises cardiaques étant très élevé, beaucoup de gens cherchent des moyens de prévenir ces crises. Mais d'abord, il faut comprendre les signes et symptômes précurseurs d'une crise cardiaque ou d'un infarctus.

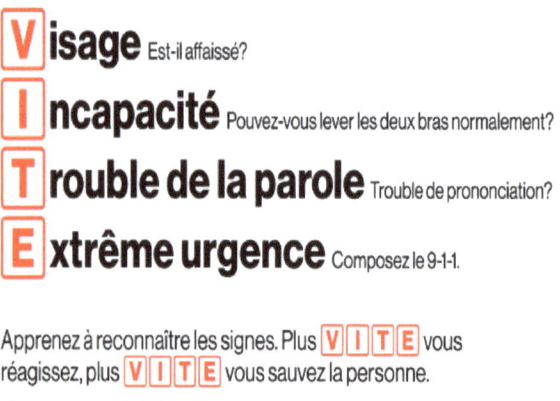

Les symptômes d'une crise cardiaque peuvent varier considérablement. Par exemple, vous pouvez ne ressentir qu'une légère douleur thoracique alors que quelqu'un d'autre éprouve une douleur atroce.

Crises cardiaques : les femmes et les hommes différents

Voici quelques symptômes courants de crise cardiaque chez les hommes et les femmes :

- Sensation de lourdeur, de douleur, de pression ou de gêne à l'intérieur de la poitrine, sous le sternum ou dans le bras.

- Malaise qui irradie dans le dos, le bras, la gorge ou la mâchoire.

- Sensation d'indigestion, de plénitude, voire d'étouffement. Cela peut ressembler à des brûlures d'estomac par moments.

- Étourdissements, vomissements, nausées et transpiration.

- Essoufflement extrême, anxiété ou faiblesse.

- Perte de connaissance ou évanouissement

Comment diagnostiquer une crise cardiaque ou un infarctus ?

Chaque année, des milliers de personnes succombent à une crise cardiaque sans même s'en rendre compte. Elles font comme si de rien n'était car la plupart des personnes ayant subi une crise cardiaque sont asymptomatiques jusqu'à ce que la crise survienne.

Considérez-le comme une bombe à retardement ambulante. Nous examinons les symptômes d'une personne pour identifier les maladies. Les symptômes d'une crise cardiaque diffèrent d'une personne à l'autre. Ils peuvent être légers ou graves. De plus, la gravité et la susceptibilité à contracter la maladie sont déterminées par l'âge, le sexe, la présence de facteurs de risque et la présence de maladies sous-jacentes.

Vous pouvez faire une crise cardiaque sans le savoir
 Crise cardiaque et angine de poitrine : les premiers gestes

 Le diabète, par exemple, se manifeste généralement par des symptômes subtils ou inhabituels.

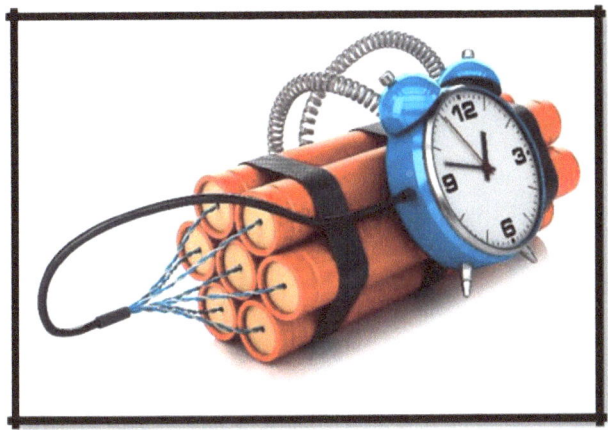

Dans tous les cas, si vous ressentez l'un des symptômes d'une crise cardiaque, vous devez consulter immédiatement un médecin d'urgence. En cas de crise cardiaque, le temps est un facteur essentiel. En effet, plus le traitement d'urgence est administré rapidement, plus les chances de survie sont élevées.

Lorsque vous faites une crise de panique, n'oubliez pas de demander l'aide des autres. Si vous ressentez une douleur atroce, n'essayez pas de vous rendre à l'hôpital en voiture ou à pied, car vous ne feriez qu'aggraver les symptômes et provoquer des complications supplémentaires. Demandez à quelqu'un d'appeler une ambulance et demandez une assistance médicale immédiate. Chaque seconde compte, et en cherchant à obtenir des soins médicaux dès que possible, vous pouvez éviter d'aggraver les lésions de vos tissus cardiaques et même [sauver votre vie](#) !

Si vous faites régulièrement du sport, n'hésitez pas à demander à votre médecin un électrocardiogramme et un test d'effort une fois par an.

https://restenvie.com/sport-arret-cardiaque/

Si vous pensez subir un infarctus, n'hésitez pas à appeler pour une aide médicale d'urgence : SAMU 15, Pompiers 18 ou Urgences Européennes 112 ou 911 au Canada.

Douleur thoracique - cardiogénique VS non cardiogénique

La plupart des gens sont confrontés à un certain niveau de douleur thoracique à un moment donné de leur vie.

Comme les douleurs thoraciques sont si souvent associées aux maladies cardiaques, elles sont souvent causées par l'anxiété.

Heureusement, la plupart des douleurs thoraciques n'ont rien à voir avec le cœur, mais il ne faut pas les négliger.

Comprendre les différences entre les différents types de douleurs thoraciques facilite le diagnostic des maladies cardiaques.

L'un des premiers symptômes de la maladie est une douleur du côté gauche de la poitrine.

L'étape suivante consiste à déterminer si la douleur est causée par le cœur ou par d'autres facteurs.

La poitrine et les poumons sont constitués de nombreuses structures différentes, qui peuvent toutes provoquer des douleurs.

Le type de douleur ou de sensibilité le plus courant se situe dans les muscles et les articulations osseuses autour de la poitrine.

La membrane ou plèvre qui entoure les poumons peut être associée à la douleur si elle est enflammée ou irritée, mais les poumons ne contiennent aucune connexion nerveuse susceptible de provoquer une sensation de douleur.

L'œsophage, ou le tube qui relie la bouche à l'estomac, est une autre zone de la poitrine qui peut être douloureuse.

Les brûlures d'estomac, ou reflux, n'ont rien à voir avec votre cœur, mais elles peuvent provoquer des douleurs qui imitent un problème cardiaque.

L'œsophage peut également présenter ou provoquer des spasmes, qui sont également non cardiogéniques.

Les douleurs thoraciques cardiaques ou liées au cœur sont plus souvent ressenties le matin.

Les symptômes comprennent une pression sourde et comprimée accompagnée d'une sensation de brûlure ou d'oppression.

Au lieu de ressentir une douleur à la surface, la plupart des personnes ressentent une douleur dans les zones profondes de leur poitrine.

Cependant, il peut être difficile de décrire l'emplacement de la douleur.

Il peut sembler que la douleur provienne de n'importe où, y compris du dos, du cou, de la tête et de la gorge, ainsi que des bras (souvent le bras supérieur gauche).

Les gens décrivent souvent la douleur comme "surgie de nulle part" parce qu'ils ne savent pas d'où elle vient.

Les douleurs thoraciques sont souvent causées par un effort physique, comme porter un sac lourd, balayer ou creuser.

Une chaleur excessive pendant l'exercice ou le travail peut également provoquer une crise cardiaque.

Elle peut également survenir après la consommation d'un repas copieux et la pratique d'une activité physique.

Ces types de douleurs durent généralement aussi longtemps que l'activité physique pratiquée, mais elles disparaissent en général assez rapidement une fois que l'activité qui les a provoquées est arrêtée.

Certains types de douleurs cardiaques, comme l'angine de poitrine, peuvent être aggravés par la position couchée, mais la position debout, assise ou même penchée sur la zone douloureuse peut aider à la soulager.

Si vous éprouvez ces types de sensations,

Si vous ressentez l'un de ces symptômes, il est essentiel que vous consultiez immédiatement un médecin.

D'autres types de douleurs thoraciques qui ne sont pas liées au cœur apparaissent généralement en fin de journée.

La douleur est souvent beaucoup plus vive et se concentre généralement dans une seule zone facilement identifiable.

Mis à part l'exercice d'une activité inhabituelle, ce type de douleur survient généralement sans avertissement réel ni raison spécifique.

Les brûlures d'estomac peuvent survenir après la consommation d'aliments gras ou riches en glucides.

Ces types de douleurs vont et viennent fréquemment, ne durant parfois que quelques secondes ou minutes, et d'autres fois plusieurs heures.

Des exercices simples, notamment des exercices de respiration, peuvent souvent aider à soulager ou à arrêter ce type de douleur.

Elle répond généralement bien aux analgésiques comme l'aspirine et les packs de chaleur.

Crise cardiaque (infarctus) : symptômes, femme, jeune, que faire ?

Ce que votre médecin va faire

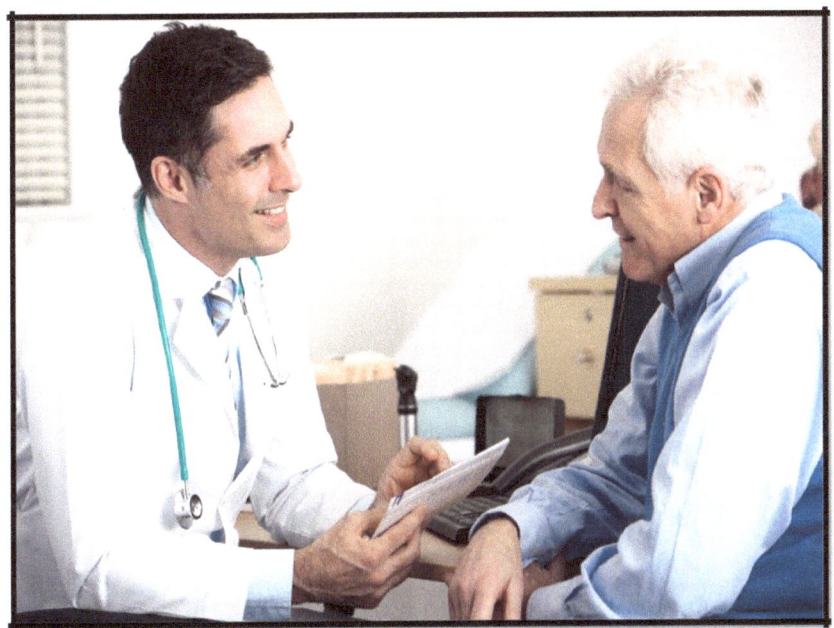

Votre professionnel de santé vous posera généralement une série de questions, comme votre âge et votre sexe, ainsi que vos habitudes alimentaires et vos antécédents médicaux.

Il prendra vos signes vitaux, tels que votre poids, votre tension artérielle et votre température, et pourra effectuer un test pour déterminer votre taux de graisse corporelle.

Si vous êtes un gymnaste ou un étudiant en arts martiaux de 25 ans qui a récemment commencé à soulever des poids et à suivre un cours de musculation, on peut supposer que votre douleur est de nature musculaire.

Si vous êtes un homme de 56 ans qui fume et boit beaucoup, qui fait peu de travail physique, qui a un emploi très stressant, qui fait de l'hypertension, qui mange surtout des aliments transformés et qui a des antécédents familiaux de maladies cardiaques, vous pouvez supposer que votre professionnel de la santé cherchera une cause cardiaque à votre douleur. En effet, tous ces facteurs contribuent à augmenter le risque de crise cardiaque.

On vous demandera très probablement de subir une batterie de tests, dont une radiographie pulmonaire, afin de déterminer la nature de votre problème et la meilleure solution pour vous.

Si vous avez déterminé que votre douleur thoracique est due à une maladie du cœur, consultez un médecin d'urgence dès que possible. La détection précoce de la source du problème peut vous aider à éviter de futures crises et même à mettre fin aux crises cardiaques. Vous aurez les meilleures chances d'un rétablissement complet ou satisfaisant dans les plus brefs délais si vous recevez un traitement dès que possible.

Chapitre 2 :
Complications graves d'une crise cardiaque Insuffisance cardiaque

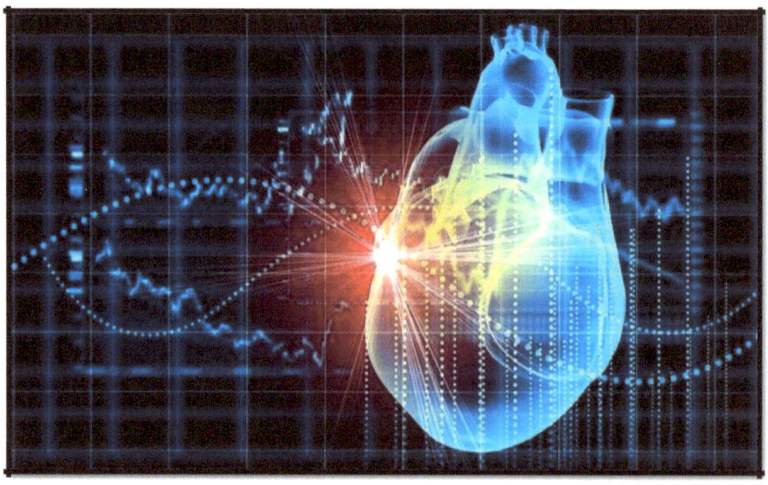

L'insuffisance cardiaque survient lorsque votre cœur est incapable de pomper suffisamment de sang dans votre corps pour répondre à tous vos besoins corporels. L'insuffisance cardiaque peut avoir des conséquences très diverses sur tous les organes et parties du corps. Les organes touchés comprennent le cerveau, les poumons, les reins, la peau et le système nerveux. Les veines des bras et des mains, des jambes et des pieds, de l'abdomen et du cou peuvent toutes être affectées et devenir gonflées. L'essoufflement peut également être causé par l'insuffisance cardiaque, en particulier lors d'un travail physique.

Maladie cardiaque valvulaire

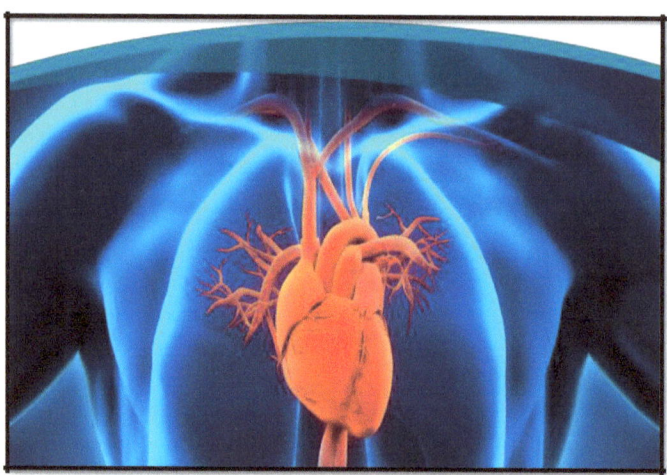

Il s'agit d'une affection dans laquelle les valves de votre cœur qui contrôlent la libre circulation du sang ne fonctionnent pas correctement. Les valvules cardiaques permettent au sang de circuler librement vers l'avant et de ne pas fuir vers l'arrière. Le cœur de tout le monde fonctionne de la même manière.

Le cœur est divisé en quatre chambres, les valves cardiaques étant situées à la sortie de chaque chambre. Par les valves mitrale et tricuspide, le sang circule de vos oreillettes droite et gauche vers vos ventricules.

Lorsque les chambres de vos ventricules sont pleines, les valves se ferment, empêchant le sang de retourner dans les oreillettes lorsque les ventricules se contractent. Lorsque les ventricules commencent à se contracter, les valves aortiques et pulmonaires sont forcées de s'ouvrir.

Après avoir traversé la valve aortique, le sang du ventricule gauche s'écoule dans l'aorte, puis vers le reste du corps. La valve pulmonaire dirige le sang du ventricule droit vers l'artère pulmonaire.

Les deux valves se ferment lorsque les ventricules ont fini de se contracter et commencent à se détendre. Cela empêche le sang de refluer.

Ce processus se répète tout au long de la vie d'une personne.

Il existe deux types de valvulopathie.

La sténose valvulaire se produit lorsqu'une ou plusieurs valves se rétrécissent, se raidissent, s'épaississent ou se bloquent. Elle peut entraîner une insuffisance de la pompe cardiaque et un manque de sang dans diverses parties du corps. Les quatre valves cardiaques peuvent être sténosées.

L'autre type courant est l'insuffisance valvulaire. Cela se produit lorsqu'une valve cardiaque ne se ferme pas correctement, ce qui permet au sang d'être refoulé ou de fuir dans la cavité.

Si cette affection s'aggrave, le cœur doit travailler davantage pour fournir à l'organisme le sang nécessaire.

Certains types de valvuloplasties sont congénitaux, tandis que d'autres peuvent n'être découverts que plus tard dans l'enfance.

D'autres formes peuvent apparaître au cours de la vie d'une personne.

La cause en est encore inconnue, mais elle est indubitablement liée à une mauvaise alimentation et à un mode de vie sédentaire. Ce type d'affection touche généralement les valves pulmonaires ou aortiques. Elles peuvent présenter des folioles défectueuses, déformées, de mauvaise taille ou mal fixées.

Les gens naissent parfois avec une valvuloplastie aortique bicuspide, qui se produit lorsqu'il n'y a que deux folioles au lieu de trois. Par conséquent, les valves sont incapables de s'ouvrir ou de se fermer correctement ou hermétiquement. On parle de valvuloplastie acquise lorsque des valves qui étaient normales à la naissance et pendant l'enfance se modifient ou développent des complications.

Elle peut se produire pour diverses raisons, dont les plus courantes sont des infections ou des maladies telles que le rhumatisme articulaire aigu (causé par une infection bactérienne non traitée comme l'angine streptococcique).

Lorsque ce type de maladie congénitale n'est pas traité, il peut rapidement entraîner une inflammation des valves cardiaques. L'endocardite est un type de maladie des valves cardiaques qui survient lorsque des bactéries nocives pénètrent dans la circulation sanguine et attaquent les valves cardiaques. Elle entraîne généralement la formation de trous et d'excroissances, ainsi que des cicatrices. Cette bactérie peut souvent pénétrer dans la circulation sanguine à la suite de l'utilisation de drogues par voie intraveineuse, de procédures dentaires, d'une intervention chirurgicale ou d'infections graves.

Une autre affection courante est le prolapsus de la valve mitrale. Il s'agit d'une affection qui touche environ 1,5 % de la population générale.

Lorsque le cœur se contracte, les feuillets de la valve mitrale reculent dans l'oreillette gauche. En conséquence, les tissus cardiaques s'étirent et les fuites au niveau des valves sont très probables.

À moins qu'il n'y ait d'autres complications, cette affection ne devient généralement pas problématique et ne nécessite pas de traitement.

Les maladies sexuellement transmissibles, comme la syphilis, peuvent également endommager les valves cardiaques.

En outre, l'hypertension artérielle et divers médicaments peuvent provoquer des déformations des valves cardiaques.

Choc cardiogénique

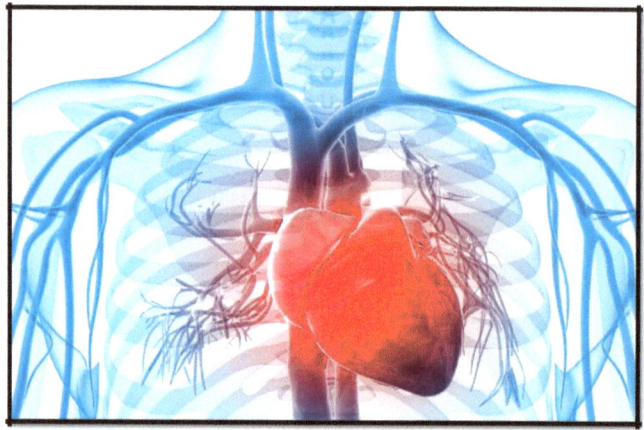

Le choc cardiogénique se produit lorsque l'action de la pompe cardiaque ne parvient pas à fournir suffisamment de sang riche en oxygène aux organes de votre corps.

Selon les statistiques, environ la moitié des personnes qui développent cette condition survivront si une aide immédiate est disponible.

Cette affection est généralement causée par des lésions du muscle cardiaque.

Elle est plus fréquente chez les personnes qui subissent une crise cardiaque grave.

Le choc cardiogénique ne concerne que 7 à 8 % des personnes victimes d'une crise cardiaque.

Lorsqu'une personne meurt d'une crise cardiaque, c'est généralement en raison du choc cardiogénique plutôt que de la crise cardiaque elle-même.

En raison de ce "choc", la pression sanguine de l'organisme est dangereusement basse.

Un autre type de choc est le choc hypovolémique, qui se produit lorsque le cœur ne peut pas pomper suffisamment de sang en raison d'une perte de sang, généralement due à un traumatisme.

Choc vasodilatateur

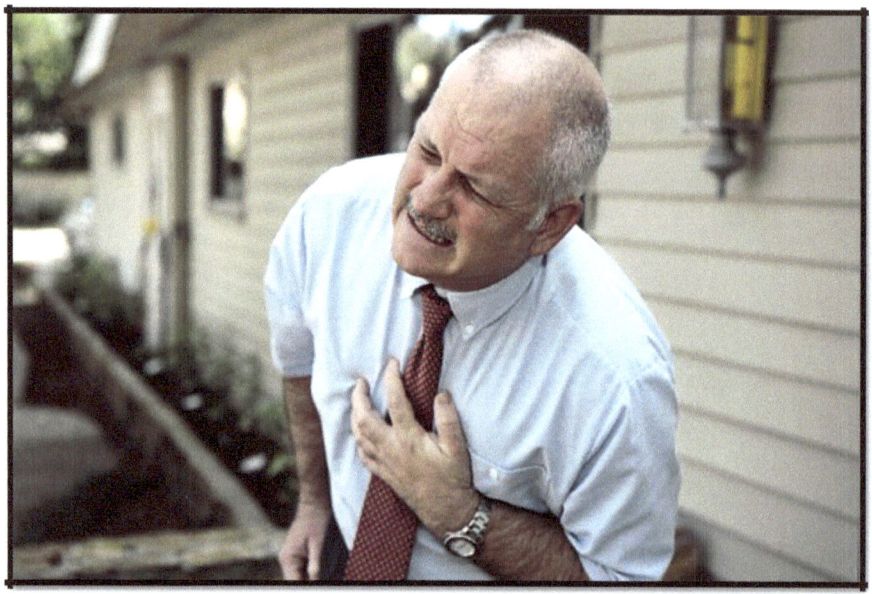

Le choc vasodilatateur se produit lorsque les vaisseaux sanguins se détendent brusquement, entraînant une chute de la pression sanguine si faible qu'elle est insuffisante pour pomper le sang vers les zones qui en ont besoin.

Ce phénomène peut être provoqué par une infection bactérienne dans la circulation sanguine ou par une réaction allergique grave à certaines substances.

Cela peut également se produire lorsque le système nerveux est endommagé par un "choc", quelle qu'en soit la cause.

Cela signifie qu'une quantité insuffisante d'oxygène parvient à leurs organes vitaux.

Ils n'ont que quelques minutes avant que le manque d'oxygène ne provoque des dommages irréversibles.

S'il n'est pas traité rapidement, il peut causer des dommages permanents aux organes ou la mort.

Si vous savez ou [soupçonnez qu'une personne est en état de choc](), appelez une ambulance afin qu'elle puisse être traitée le plus rapidement possible.

[Formation en RCR, sauvez une vie.]()

Embolie de l'artère pulmonaire

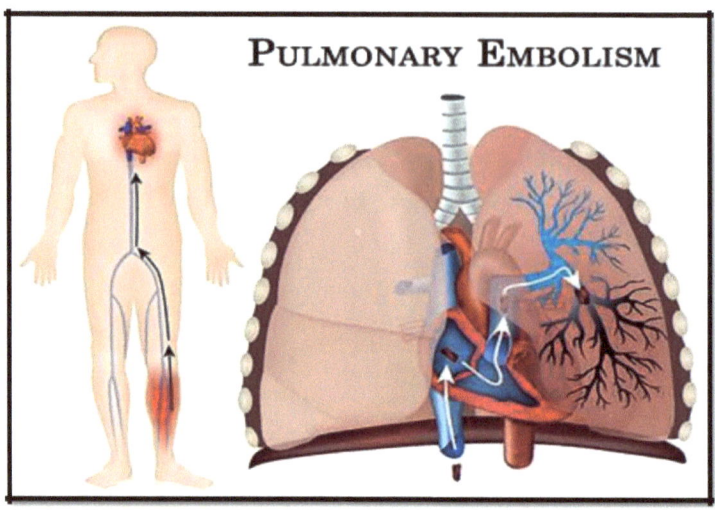

Une embolie pulmonaire est une obstruction des artères pulmonaires de vos poumons. Une embolie pulmonaire est généralement causée par des caillots sanguins provenant des jambes et, dans certains cas, d'autres parties du corps (thrombose veineuse profonde) qui se déplacent vers les poumons.

Une embolie pulmonaire peut réduire ou bloquer le flux sanguin vers les poumons, mettant ainsi la vie en danger. Avec un traitement rapide et spécialisé, les risques de décès sont considérablement réduits.

L'une des meilleures façons d'éviter une embolie pulmonaire est de prendre des précautions contre les caillots sanguins dans les jambes. Si des caillots sanguins se forment, ils doivent être éliminés le plus rapidement possible.

Arythmies

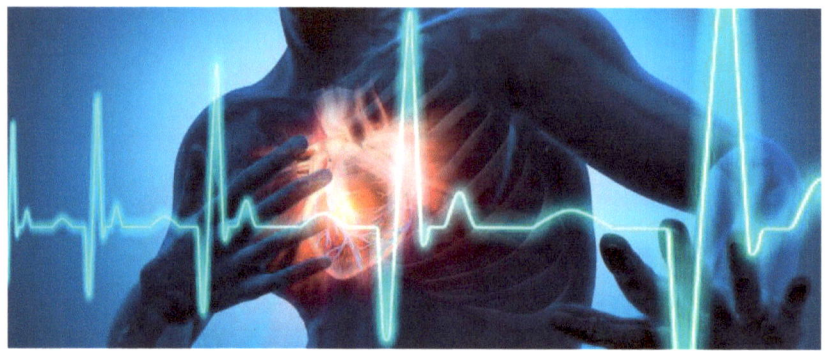

L'arythmie désigne un état dans lequel le rythme des battements de votre cœur change.

Cela peut se produire si votre rythme cardiaque est trop lent, trop rapide ou irrégulier.

L'arythmie peut parfois provoquer un arrêt complet des battements du cœur, appelé "arrêt cardiaque soudain" ou ACS.

Cet arrêt peut entraîner une perte de conscience et la mort de la personne si elle n'est pas traitée immédiatement.

Le syndrome du cœur brisé

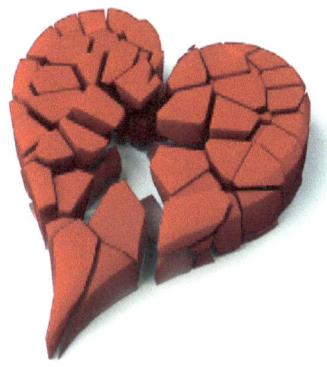

Ce trouble est généralement déclenché par un stress émotionnel et un chagrin d'amour dû à la perte d'un être cher, à une rupture amoureuse, à un rejet, à une anxiété fréquente, etc.

 C'est pourquoi elle est connue sous le nom de syndrome du cœur brisé.

Les symptômes les plus courants du syndrome du cœur brisé sont les douleurs thoraciques et l'essoufflement ; il est parfois accompagné d'un choc cardiogénique ou d'arythmies.

D'autres symptômes du syndrome du cœur brisé diffèrent de ceux d'une crise cardiaque :

- Les symptômes apparaissent soudainement après avoir subi un stress physique ou émotionnel extrême.

- Les résultats de l'électrocardiogramme (ECG) sont généralement différents de ceux des personnes ayant eu une crise cardiaque.

Les personnes qui ont eu une crise cardiaque dans le passé, par exemple, auront une onde Q profonde dans leur graphique ECG.

- Lors de l'examen, il n'y a pas de signes d'obstruction des artères coronaires ;

Il y a généralement un mouvement inhabituel et un possible ballonnement du ventricule gauche ou de la chambre inférieure gauche du cœur ; et

Le temps de récupération est relativement court, souvent en quelques jours ou semaines, contrairement à une crise cardiaque, qui prend généralement un mois ou plus.

Les artères durcissent souvent avec l'âge, perdant leur souplesse et leur élasticité. Bien que l'on pense que le tabagisme soit un facteur important de cette affection, la cause exacte est inconnue.

On pense que les médicaments d'origine chimique y contribuent également, de même qu'une mauvaise alimentation ou une alimentation riche en conservateurs, en arômes artificiels et en colorants.

Anévrisme du myocarde

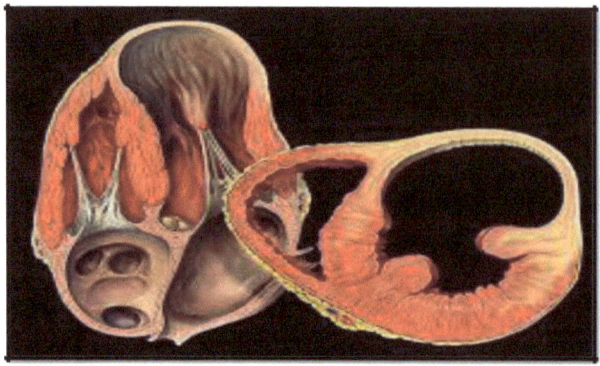

Un anévrisme se produit lorsqu'un vaisseau sanguin est affaibli, ce qui le fait gonfler et se remplir de sang.

Ils se forment fréquemment à la suite d'une crise cardiaque. Ils se produisent fréquemment près de la base du septum ou dans l'aorte.

Cela peut entraîner une restriction de la circulation sanguine dans l'organisme, ce qui provoque une maladie cardiaque.

Les anévrismes finissent par être recouverts de tissu cicatriciel, ce qui les empêche de se rompre.

Les anévrismes du système ventriculaire se développent généralement lentement.

La fatigue, un manque d'énergie et un manque d'endurance sont des symptômes courants.

Des caillots sanguins peuvent se former à l'intérieur de certains anévrismes ventriculaires, entraînant de graves complications, voire la mort. La mort est fréquente lorsque les caillots sanguins se libèrent et se répandent dans la circulation sanguine.

Certains anévrismes sont congénitaux, tandis que d'autres sont causés par une crise cardiaque.

Les caillots sanguins qui se forment autour d'eux peuvent bloquer les vaisseaux sanguins, entraînant une restriction des mouvements et la mort des tissus d'un membre, un accident vasculaire cérébral, un anévrisme ventriculaire ou une arythmie.

Chapitre 3 : Comment fournir des soins d'urgence en cas de crise cardiaque ?

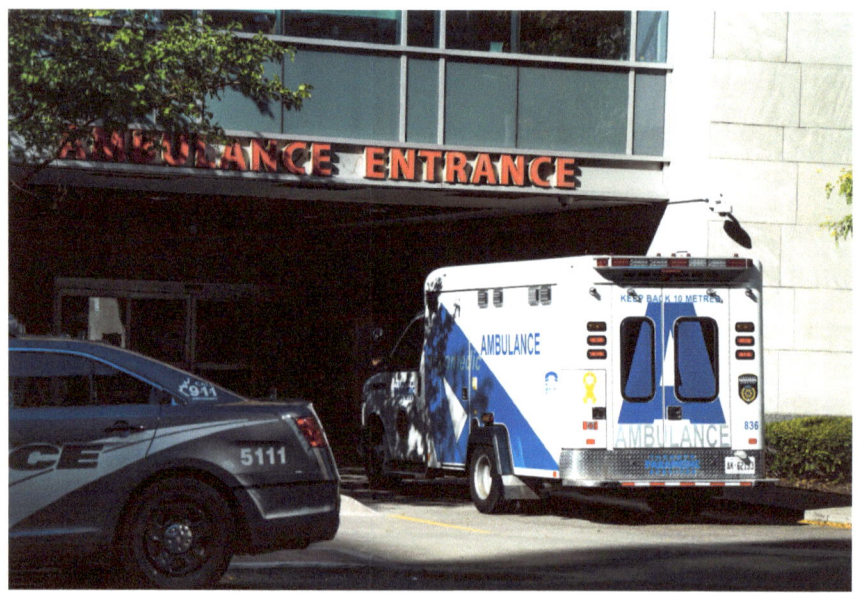

Souvent, il n'y a pas de signes évidents d'une crise cardiaque.

Jusqu'aux derniers stades de cette maladie, elle est généralement asymptomatique.

Les premiers symptômes d'une crise cardiaque sont les suivants :

 douleur ou gêne dans la poitrine et les épaules, fatigue, manque d'énergie, difficultés à respirer, etc.

Les plaintes peuvent varier d'une personne à l'autre, mais lorsqu'une crise cardiaque survient, on ressent une douleur aiguë dans la poitrine gauche pendant au moins 15 minutes.

Les hommes et les femmes présentent des symptômes différents.

Les femmes, par exemple, ressentent rarement des douleurs thoraciques ; leurs symptômes les plus courants sont la fatigue, des troubles du sommeil, un essoufflement, une indigestion et des problèmes d'anxiété.

Si vous soupçonnez une crise cardiaque, composez immédiatement le 911 ou le service d'urgence de santé de votre pays.

Ne perdez pas de temps ; chaque seconde compte.

Les retards dans le traitement peuvent réduire considérablement les chances de rétablissement complet d'un patient.

Appelez le 911 ou service santé et parlez à un opérateur qualifié pour obtenir de l'aide.

Les 6 signes d'une crise cardiaque

 Alors, comment savoir si quelqu'un fait une crise cardiaque ?

Voici six signes avant-coureurs d'une crise cardiaque.

Symptôme 1 : douleur ou gêne thoracique

Le symptôme le plus courant d'une crise cardiaque chez l'homme est la douleur thoracique. Ils ressentent généralement une sensation d'oppression, de lourdeur ou de brûlure. Cette sensation peut également ressembler à une indigestion ou à des brûlures d'estomac. Cette sensation commence généralement au milieu de la poitrine et s'étend à d'autres parties du corps. Cette gêne va et vient.

Certaines personnes ne ressentent aucune douleur, mais seulement une gêne ou une douleur sourde qui peut devenir assez intense ; d'autres ne ressentent aucune douleur, mais seulement une gêne.

Symptôme 2 : gêne ou douleur dans d'autres parties du corps

Une crise cardiaque peut également provoquer des symptômes dans d'autres parties du corps, comme un bras ou les deux, le dos, l'estomac, la mâchoire ou le cou. Pendant une crise, certaines personnes, en particulier les femmes, ressentent une douleur ou une gêne au niveau de la mâchoire ou du dos.

Symptôme 3 : L'essoufflement est le troisième signe d'une crise cardiaque.

L'essoufflement est un symptôme courant de la crise cardiaque. L'essoufflement est normal après un travail ou un exercice physique, mais s'il survient au repos, il est souvent le signe d'une crise cardiaque. Il est dû à une fuite de liquide dans les poumons. Il peut parfois s'agir d'un symptôme accompagnant une fatigue inhabituelle chez les femmes.

Symptôme 4 : Nausées, transpiration ou sensation de moiteur

De nombreuses personnes, en particulier les femmes, ont des nausées, une transpiration excessive ou une sensation de moiteur pendant une crise cardiaque. Ces symptômes peuvent également être des signes de grippe, mais s'ils apparaissent soudainement ou si vous présentez d'autres signes de crise cardiaque, appelez immédiatement le 911.

Symptôme 5 : Une sensation générale de fatigue extrême ou de faiblesse est un signe de crise cardiaque.

La première plainte d'un patient victime d'une crise cardiaque peut être une faiblesse ou une fatigue générale. Cela peut sembler anodin, mais c'est un symptôme courant que la plupart des patients susceptibles de subir une crise cardiaque ressentent avant la crise. Cependant, ce symptôme seul ne suffit pas à diagnostiquer ou à prévoir une crise cardiaque, car il existe beaucoup trop d'autres causes de faiblesse et de fatigue. Elles peuvent être causées par un manque d'oxygène, un manque de sommeil, de mauvaises habitudes alimentaires, l'anémie, l'arthrite et d'autres facteurs.

Symptôme 6 : Effondrement ou chute

Contrairement à d'autres affections thoraciques, une personne souffrant d'une crise cardiaque s'effondre souvent ou perd connaissance. Là encore, si vous trouvez une personne qui s'est effondrée et est inconsciente, emmenez-la dans un endroit dégagé et appelez immédiatement une ambulance.

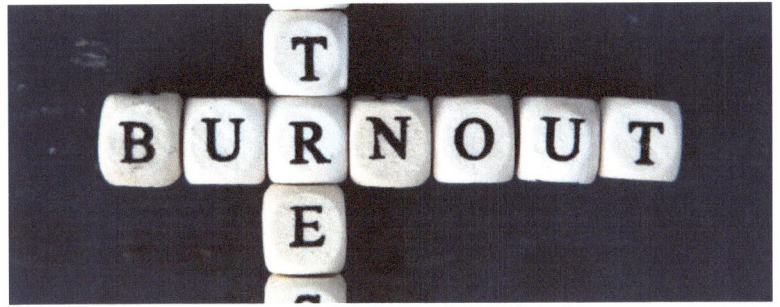

Signes précurseurs d'une crise cardiaque

Avant qu'une crise cardiaque ne survienne, il y a généralement un certain avertissement (sauf dans le cas de la crise cardiaque). Cela peut se produire des jours, des semaines, voire des mois avant la crise, et le muscle cardiaque est endommagé.

- L'hypertension artérielle est le signe d'une éventuelle maladie cardiaque

- Les brûlures d'estomac chroniques peuvent être le signe de problèmes cardiaques

- Faible capacité cardiovasculaire et essoufflement

- Taux élevé de cholestérol LDL dans le sang

- le sentiment d'être malade ou épuisé avant une crise cardiaque.

- Selon certains rapports, de nombreuses personnes ont un sentiment de mort imminente avant de faire une crise cardiaque. Ce phénomène est assez courant et peut être lié à la dépression, qui est également un indicateur important de problèmes cardiaques.

- Les douleurs abdominales et les indigestions sont des symptômes courants d'une crise cardiaque, en particulier chez les personnes de plus de 55 ans.

Comme de nombreuses affections ou maladies présentent des symptômes similaires, il peut être difficile de savoir si vous êtes en train de faire une crise cardiaque. [Soyez donc attentif aux autres symptômes](). Plus vous découvrez de symptômes, plus il est facile de diagnostiquer une crise cardiaque. Des examens de routine avec votre médecin sont recommandés pour la prévention et le traitement.

Que faire avant l'arrivée des secours :

- Une crise cardiaque est une expérience traumatisante.

Lorsqu'une personne fait une crise cardiaque, elle est souvent terrifiée.

Essayez donc de garder votre sang-froid.

- La meilleure position pour se rétablir est de s'asseoir en "W", le dos appuyé à un angle de 75 degrés et les jambes pliées de façon à ce que les genoux soient relevés et les pieds à plat sur le sol, formant ainsi une forme de "W". -

Une autre position recommandée est de s'allonger à plat sur le dos, les pieds au-dessus du cœur, connue sous le nom de position de Vénus. - Une fois que la personne est à l'aise, tous les vêtements serrés doivent être desserrés pour éviter toute restriction.

- Il est essentiel que la personne ne bouge pas ; le mieux est de rester allongé ou assis dans une position détendue, sans pression sur les poumons.

- Si une personne s'attend à une crise cardiaque, elle peut avoir sur elle de l'aspirine ou de la nitroglycérine. En général, elle connaît la dose requise. Aidez-la à ne prendre qu'une petite quantité.

- Si le cœur d'une personne s'arrête de battre, il faut pratiquer la réanimation cardio-pulmonaire ; toutefois, la personne qui l'administre doit être correctement formée.

- Si vous ne savez pas comment pratiquer la RCP, les compressions cardiaques sont la meilleure solution.

Lorsque la RCP est administrée dès que le cœur d'une personne s'arrête de battre, les chances de survie de cette dernière augmentent considérablement

.

Que faire si vous êtes seul à faire une crise cardiaque ?

La première chose à faire est d'appeler le 911 ou service de santé d'urgence de votre région.

Indiquez d'abord votre emplacement, puis votre nom, et essayez d'expliquer votre problème.

Ce n'est qu'après avoir appelé les services d'urgence que vous devez contacter d'autres personnes, comme des amis ou des membres de votre famille.

Suivez les instructions de l'opérateur du service d'urgence jusqu'à l'arrivée des secours.

Si vous êtes complètement seul et n'avez pas accès à un téléphone, il y a une chose que vous pouvez faire et qui peut vous sauver la vie.

Cette autoprocédure est controversée ; il a été suggéré que si elle n'est pas effectuée correctement, elle peut exacerber la situation.

Cependant, si vous êtes seul et qu'il n'y a pas d'aide disponible, c'est une option viable.

Prenez une grande inspiration et toussez vigoureusement du fond de votre poitrine (de la même manière qu'un chat tousse pour se débarrasser d'une boule de poils).

Pour que cela fonctionne, une personne doit prendre des respirations très profondes toutes les 2 secondes. Inspirez profondément et toussez pendant un long moment.

Cette procédure doit être répétée jusqu'à ce que votre cœur retrouve un rythme régulier et commence à battre normalement. Il est préférable de continuer à faire cela jusqu'à l'arrivée des secours.

Cette procédure amène de grandes quantités d'oxygène dans vos poumons ; la toux comprime le cœur et maintient le sang en mouvement. Cette pression sur votre cœur, appliquée toutes les 2 secondes, aidera votre cœur à reprendre son rythme normal. Par conséquent, vous devriez être en mesure de maintenir un état stable en attendant les secours.

Chapitre 4 : Tout ce que vous devez savoir sur les "facteurs de risque" des maladies cardiaques

Comprendre certains des facteurs de risque des maladies cardiaques est l'un des meilleurs moyens de s'assurer que vous ne souffrirez pas de maladies cardiaques ou de crises cardiaques. Il existe de nombreux facteurs de risque sur lesquels vous n'avez aucun contrôle, comme vos antécédents familiaux et votre âge. Cependant, il existe certains facteurs sur lesquels vous avez un contrôle total afin d'éviter les problèmes cardiaques ou les crises cardiaques. Vous pouvez, par exemple, modifier votre régime alimentaire, votre mode de vie et votre attitude pour réduire votre risque de crise cardiaque.

- Antécédents familiaux ou génétiques

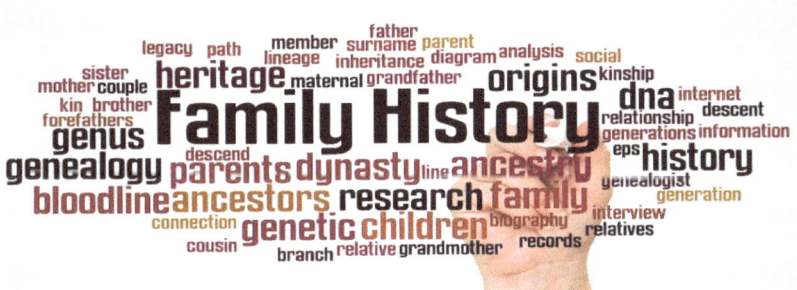

Si vous avez des antécédents familiaux de maladie cardiaque, vos chances de développer une affection similaire sont accrues. Le risque de maladie cardiaque peut être encore accru par la combinaison de l'hérédité et de choix de vie malsains, comme la consommation d'aliments malsains et le tabagisme. Si vous prenez les précautions nécessaires pour protéger votre cœur, vous pouvez réduire votre risque de développer tout type de maladie cardiaque.

Certaines femmes sont plus susceptibles de développer des problèmes cardiaques après la ménopause. C'est parce qu'elles produisent moins d'œstrogènes à ce moment de leur vie. Par conséquent, afin de réduire leur risque de maladie cardiaque, elles doivent modifier leur régime alimentaire en conséquence.

- L'obésité et ses conséquences

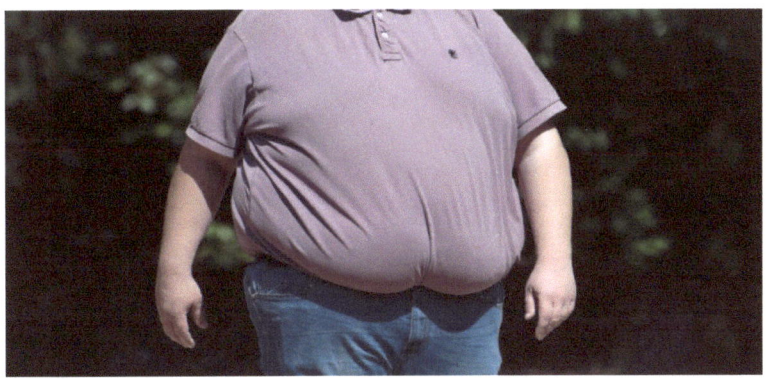

L'obésité est un problème de santé publique mondial croissant. Les personnes obèses ont quatre fois plus de risques de développer une maladie cardiaque. Les personnes ayant des antécédents familiaux d'hypertension artérielle ou de diabète ont également un risque plus élevé de développer une maladie cardiaque.

L'obésité est désormais reconnue comme une maladie inflammatoire ; on pense souvent qu'elle est un symptôme ou un indicateur d'autres affections dont une personne peut souffrir. Il ne s'agit pas, comme on le pensait autrefois, d'un simple trouble de l'alimentation. Selon diverses études, l'obésité est un facteur important de maladies cardiaques et de crises cardiaques.

- Mauvaise alimentation, mauvais aliments, artères cardiaques bouchées - accidents vasculaires cérébraux (AVC)

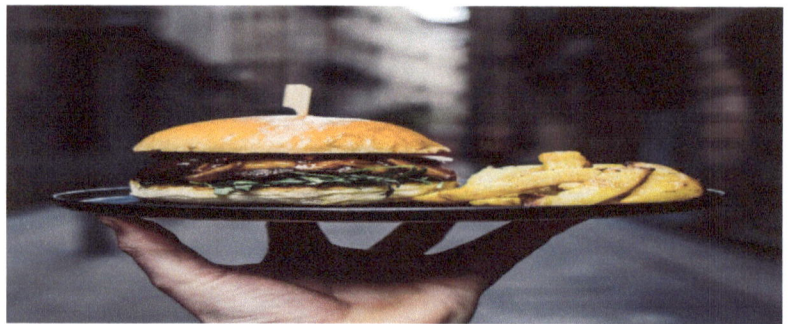

Il ne fait aucun doute qu'une mauvaise alimentation ou une alimentation pauvre en nutriments vitaux est l'une des principales causes de l'incidence extrêmement élevée des maladies cardiaques, qui est devenue une réalité pour de nombreuses personnes aujourd'hui.

Nos aliments ont perdu une grande partie de leurs qualités naturelles à cause de la transformation et des méthodes synthétiques utilisées pour les cultiver. Les quatre "poisons" que l'on trouve dans la majorité de nos régimes alimentaires sont le sel transformé, les céréales hautement raffinées, le sirop de maïs à haute teneur en fructose et les huiles végétales raffinées. Cette combinaison obstrue les artères et les vaisseaux sanguins des poumons et du cœur, ce qui entraîne des maladies cardiaques.

- Le tabagisme

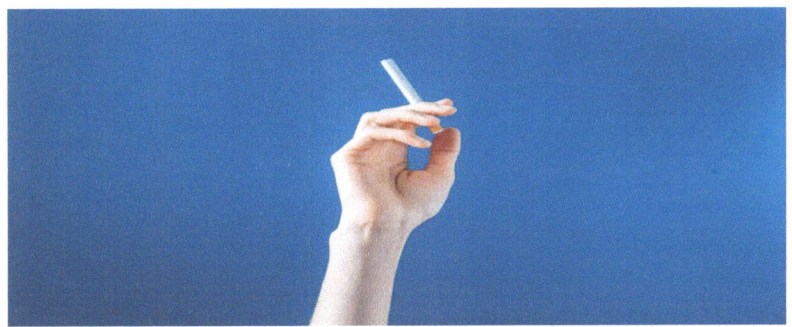

Tout le monde sait que le tabagisme peut nuire à vos poumons, mais beaucoup ignorent qu'il constitue également un facteur de risque majeur pour les maladies cardiaques.

En fait, le tabagisme tue une personne sur cinq qui a une crise cardiaque.

Les fumeurs ont au moins quatre fois plus de risques que les non-fumeurs de développer une maladie cardiaque.

Les risques sont accrus pour les femmes qui utilisent la pilule contraceptive.

L'exposition à la fumée secondaire est également un facteur de risque de crise cardiaque.

La fumée de cigarette contient de la nicotine, qui réduit l'oxygénation du sang. Par conséquent, la quantité d'oxygène disponible pour votre cœur depuis vos poumons sera considérablement réduite.

Elle provoque également une hypertension artérielle et une augmentation de la fréquence cardiaque en raison du mécanisme compensatoire activé par votre corps lorsqu'il est privé d'oxygène.

La nicotine est également connue pour endommager les parois internes des vaisseaux sanguins et des artères, ainsi que pour provoquer la formation de caillots sanguins indésirables.

- Boire

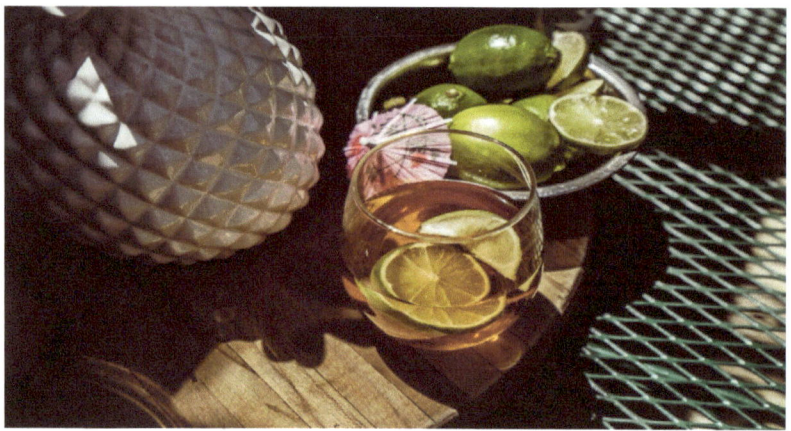

Une petite quantité d'alcool peut être bénéfique pour notre santé.

- La prévention des maladies cardiaques est un exemple de bénéfice pour la santé.

- Réduit le risque d'accident vasculaire cérébral ischémique (qui se produit lorsque vos artères coronaires sont bloquées ou rétrécies, ce qui entraîne une diminution de l'apport sanguin).

- Vous pourriez être en mesure de réduire votre risque de diabète.

Les médecins, en revanche, ne conseilleront jamais aux patients cardiaques de boire de l'alcool.

Car 90 % des patients autorisés à boire de l'alcool seront incapables de se contrôler !

Les alcooliques chroniques, en particulier, finissent par avaler toute la bouteille au lieu d'en boire un peu.

On ne peut profiter des bienfaits de l'alcool qu'en buvant une petite quantité ; dépasser le volume recommandé est nuisible.

Alors, comment l'alcool contribue-t-il à la prévention des maladies cardiaques ?

Une petite quantité d'alcool peut contribuer à augmenter le taux de bon cholestérol (HDL) tout en diminuant le taux de mauvais cholestérol (LDL).

Il aide également à prévenir la coagulation du sang, fluidifie le sang, facilite les saignements et peut contribuer à prévenir une crise cardiaque s'il est consommé avec modération.

- Hypercholestérolémie

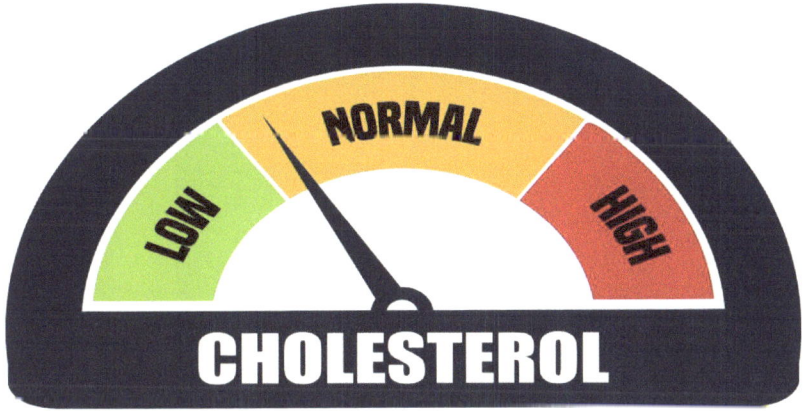

Pendant de nombreuses années, on a accusé le cholestérol d'être responsable des maladies cardiaques, mais on sait aujourd'hui que le cholestérol est en fait bénéfique. En fait, c'est l'une des substances les plus importantes produites par l'organisme. Après tout, l'organisme a besoin de cholestérol pour fonctionner. Notre cerveau et notre foie, par exemple, sont constitués de bon cholestérol.

Notre corps a la capacité de produire du cholestérol par lui-même. Le problème se pose lorsque nous consommons une quantité excessive de "mauvais" cholestérol, également appelé LDL ou lipoprotéines de basse densité. Une consommation excessive de sucres transformés, d'huiles végétales hydrogénées et d'acides gras oméga-6 entraîne un excès de LDL.

Les LDL facilitent le transport du cholestérol dans tout l'organisme vers les zones qui en ont besoin. Lorsqu'il y en a trop, il peut s'accrocher aux parois des artères, les irriter et les obstruer, empêchant ainsi le sang riche en oxygène d'atteindre le cerveau, le cœur et les autres organes.

- Le diabète

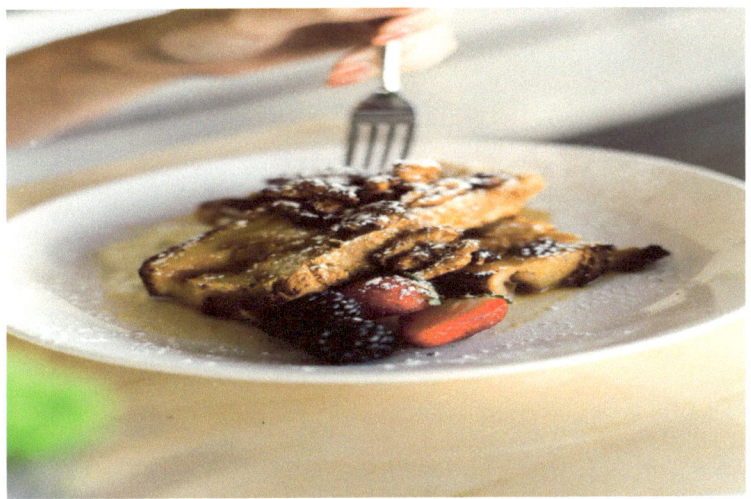

Le diabète provoque une hyperglycémie qui, avec le temps, peut endommager les vaisseaux sanguins et les nerfs qui contrôlent les vaisseaux sanguins de votre cœur. De nombreux diabétiques développent une maladie cardiaque à un jeune âge, et les diabétiques ont presque deux fois plus de risques que les non-diabétiques de développer une insuffisance cardiaque.

Comme pour toutes les maladies cardiaques, si vous gérez correctement votre diabète, vos facteurs de risque seront considérablement réduits.

- Exercice physique

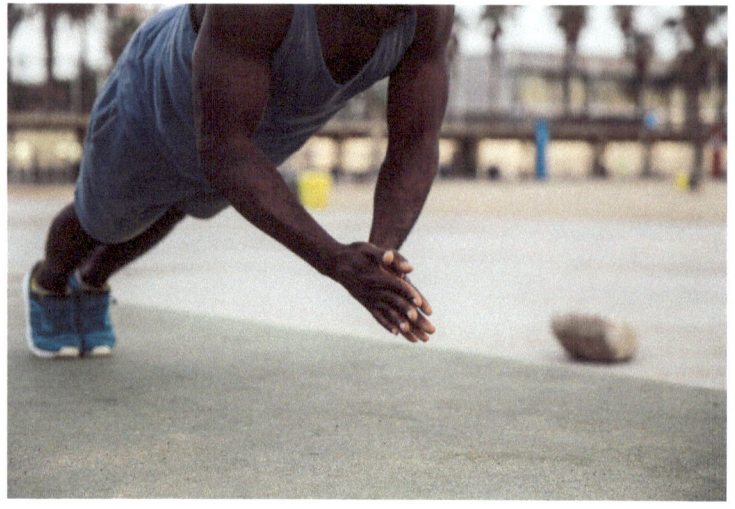

Le manque d'activité physique est une cause majeure de maladies cardiaques et de crises cardiaques.

En effet, ils sont incapables de brûler les calories supplémentaires, ce qui entraîne la formation de tissus adipeux.

Le corps est conçu pour effectuer une certaine quantité d'activité chaque jour afin de rester souple, sain et fonctionnel.

L'obésité survient lorsque le corps consomme plus d'aliments ou d'énergie qu'il n'en a besoin pendant une période prolongée, ce qui peut entraîner diverses maladies.

L'exercice est nécessaire pour que le corps reste en pleine forme, et c'est un bon moyen d'entraîner la santé cardiaque.

Deuxième partie :
Comment maintenir un cœur sain de manière naturelle

Prendre correctement soin de son cœur revient à découvrir la fontaine de jouvence.

Il est évident que prendre soin de son cœur permet de vivre longtemps et en bonne santé.

La majorité des gens ont besoin de 7 à 8 heures de sommeil de qualité par nuit pour conserver un cœur sain, car c'est le moment de l'auto-réparation et du maintien de la santé des artères cardiaques.

Une pression artérielle trop élevée peut endommager les parois des artères, entraînant la formation de tissu cicatriciel et une perte de souplesse. Il est alors plus difficile pour le sang riche en oxygène d'atteindre le cœur et les autres organes vitaux.

Plus le cœur doit travailler en permanence, plus il s'use rapidement. Par conséquent, il est essentiel de maintenir un niveau de pression artérielle sain.

Adoptez un régime alimentaire sain et évitez autant que possible les aliments transformés.

Parallèlement, n'oubliez pas de pratiquer une activité physique aussi intense que possible.

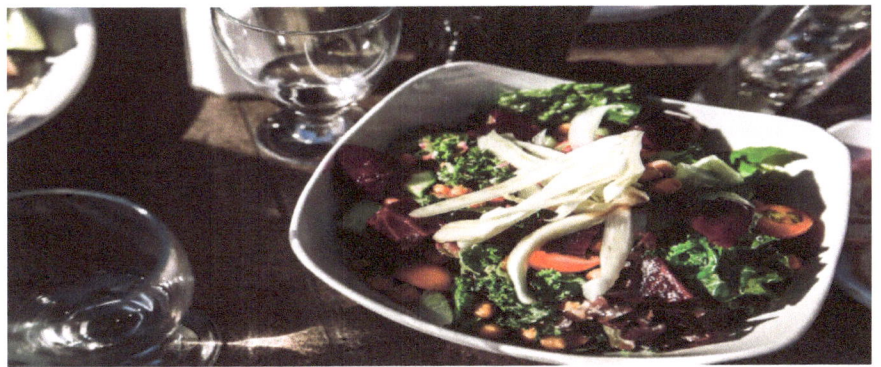

Le cœur humain fonctionne de manière optimale lorsqu'il est alimenté par un carburant propre de haute qualité, qui comprend des aliments biologiques frais et sains et des aliments peu transformés.

En outre, remplacez les boissons gazeuses par des alternatives plus saines, comme les jus de fruits ou l'eau plate, pour améliorer votre santé globale.

Essayez de trouver un équilibre entre votre vie professionnelle et votre vie privée.

Passez plus de temps avec votre famille, vos amis et vos proches.

C'est une pratique bénéfique pour la santé mentale et physique.

Maintenez un cœur sain en surveillant vos signes vitaux lors des contrôles de routine.

Chapitre 5 Changez votre mode de vie pour garder votre cœur sain et fort

Tout le monde arrive à un moment de sa vie où il doit décider et s'engager à changer son mode de vie.

Souvent, c'est lorsqu'on se rend compte que son corps commence à se dégrader, qu'on est en phase terminale d'une maladie ou qu'on éprouve la douleur de perdre un être cher à cause de la maladie.

Ces situations constituent souvent un moment décisif dans leur vie, qui les amène à décider finalement de la meilleure ligne de conduite à adopter pour eux-mêmes et leur famille.

Il est toujours préférable de vivre une vie saine, pleine de vitalité, de jeunesse et de dynamisme, que de vivre une vie malade, constamment dépendante des soins de santé.

Notre environnement a un impact important sur notre santé cardiovasculaire.

Par conséquent, si votre situation de vie actuelle est préjudiciable à votre santé, par exemple si vous vivez dans une zone fortement polluée où les installations d'hygiène et de soins de santé sont inadéquates, le meilleur plan d'action est de déménager.

Régime alimentaire : Le rôle essentiel d'une alimentation équilibrée

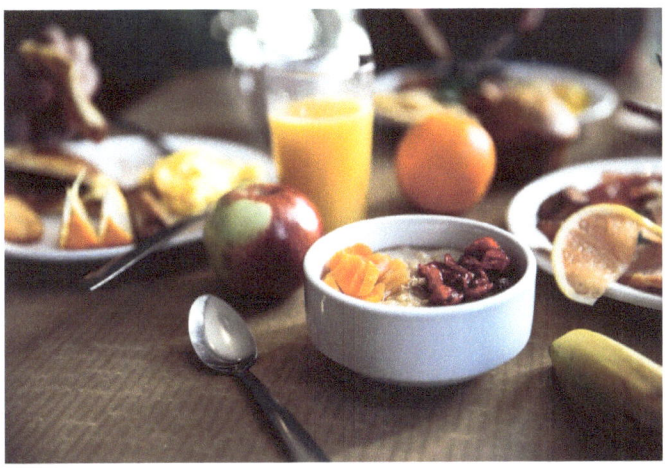

Notre corps et notre cœur se combinent pour former une machine vivante organique très complexe, bien plus avancée que tout ce qui a été créé par l'homme.

Cependant, comme toute machine, elle a besoin d'un carburant et d'une lubrification appropriés pour fonctionner correctement.

Avez-vous entendu l'adage "Votre corps est votre véhicule pour le voyage de la vie" ?

Par conséquent, vous devez donner la priorité à votre corps avant toute autre chose. Demandez-vous si vous mettriez de l'huile végétale bon marché dans votre nouvelle voiture ou si vous essayerez de la remplir avec du vieux carburant sale et bon marché.

Alors pourquoi feriez-vous une telle chose à votre corps ?

Après tout, vous pouvez toujours acheter une nouvelle voiture, mais pas un nouveau corps (enfin, peut-être un nouveau cœur, mais quelle galère et quelle dépense). Il est donc prudent de n'utiliser que les meilleurs carburants pour votre corps ! Bien entendu, par "carburant", j'entends votre apport alimentaire. Choisissez des aliments qui seront bénéfiques à votre santé, et non qui la dévasteront.

Exercice - Les meilleurs exercices de cardio

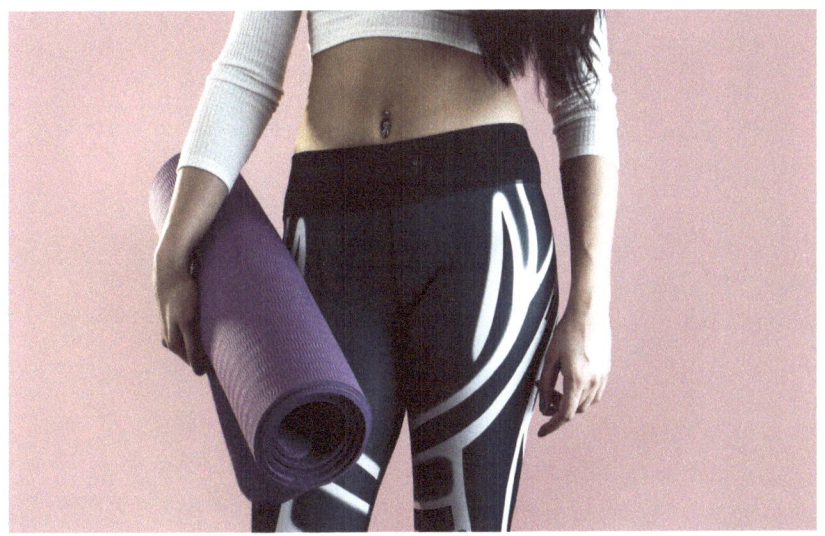

Par conséquent, quelle est la forme d'exercice la plus efficace pour prévenir les maladies cardiaques ?

Non seulement les exercices de haute intensité combinés à des périodes de récupération active légèrement plus longues sont bénéfiques pour votre cœur, mais ils contribuent également à la perte de poids, à la gestion du diabète et à l'amélioration de la condition physique générale.

Pour ce faire, vous pouvez marcher pendant trois minutes à votre rythme normal, puis faire un sprint pendant une minute.

En augmentant et en diminuant continuellement votre fréquence cardiaque au cours d'exercices simples de haute intensité, vous pouvez améliorer votre fonction vasculaire, brûler plus de calories et améliorer également les fonctions de détoxification de votre corps.

Un autre excellent exercice cardiovasculaire est un sport à faible impact sur l'ensemble du corps, comme le tennis ou le squash, la natation ou l'aviron, ou encore le taekwondo ou un autre art martial.

Toutes ces activités requièrent l'utilisation de nombreux muscles, ce qui permet de faire travailler votre corps sans surcharger une seule zone et sans obliger votre cœur à faire des heures supplémentaires pour les alimenter toutes.

De plus, vous pouvez intégrer des intervalles lents pour créer votre propre entraînement idéal, adapté à votre niveau de forme actuel.

Les exercices de base, tels que les pompes et les squats, aident à renforcer les muscles du tronc, ce qui constitue une base solide pour votre corps.

Les personnes qui sont actives tout au long de la journée sont généralement en meilleure santé que celles qui font de l'exercice pendant 30 minutes à une heure par jour, puis adoptent un comportement sédentaire le reste de la journée.

Toutefois, n'oubliez pas que tous les exercices ne sont pas bénéfiques pour le corps.

Par exemple, le jogging ou la course sur des surfaces dures pendant de longues périodes est probablement la pire forme d'exercice, même si elle renforce le cœur.

En effet, ces exercices d'endurance épuisent rapidement le corps et mettent les articulations à rude épreuve, surtout si vous ne disposez pas d'une paire de chaussures confortables ou d'une bonne technique de course.

De même, il n'est pas recommandé d'effectuer un exercice pour lequel vous ne vous êtes pas entraîné ou échauffé. Cela ne fera que provoquer des blessures involontaires et peut même entraîner une crise cardiaque en raison de la montée d'adrénaline.

Si vous aimez un programme d'exercices, conservez-le et complétez-le plutôt que de passer à quelque chose que vous n'aimez pas.

Réduction du stress

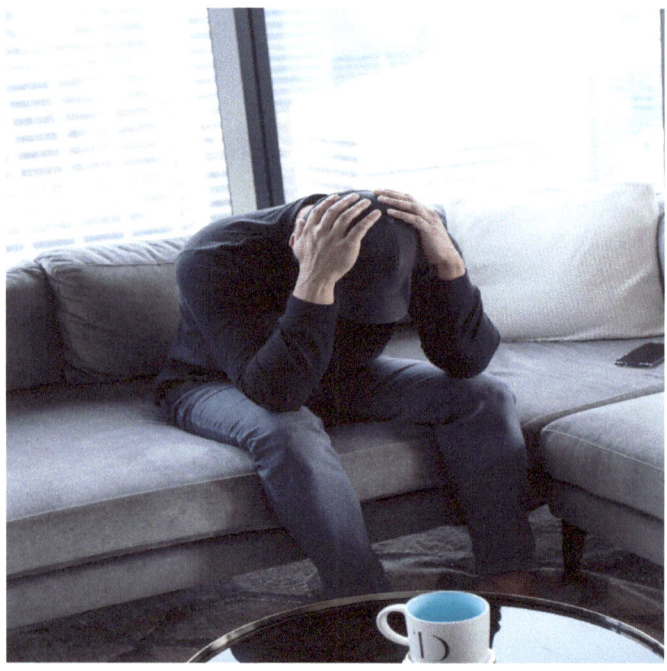

De nombreuses études démontrent que des facteurs psychologiques peuvent jouer un rôle dans le développement de maladies cardiaques et d'éventuelles crises cardiaques.

L'anxiété, la colère, la dépression, l'hostilité et l'isolement social peuvent tous avoir un effet sur votre risque de crise cardiaque.

Le stress professionnel et financier peut augmenter de 50 % le risque de crise cardiaque.

Après les attentats terroristes du 11 septembre 2001, on a découvert que les personnes soumises à des niveaux de stress élevés étaient deux fois plus susceptibles de souffrir d'hypertension artérielle et avaient trois fois plus de risques de développer une maladie cardiaque dans les deux années suivant l'attentat.

Des observations de résultats similaires ont été faites après de grands tremblements de terre et d'autres catastrophes naturelles.

Conditions de l'environnement, y compris la pureté de l'air et de l'eau

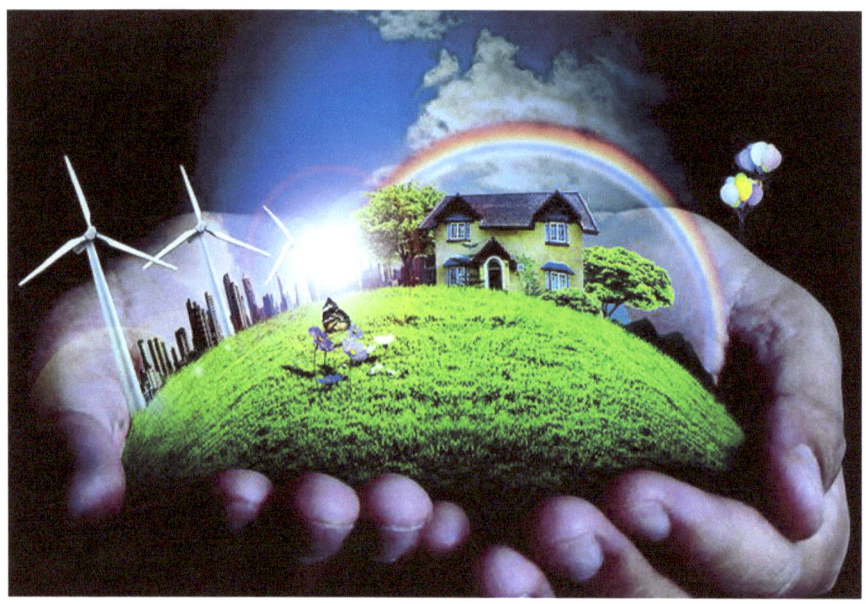

La pollution de l'eau et de l'air joue un rôle important dans le développement des maladies cardiaques et des accidents vasculaires cérébraux (un accident vasculaire cérébral est comme une crise cardiaque au cerveau).

Rester à l'intérieur pendant de longues périodes n'est peut-être pas aussi sûr que vous le pensez en raison de la pollution de l'air intérieur.

La pollution est causée par divers contaminants, notamment les émanations des produits de nettoyage ménagers, des poêles à bois et des cheminées, la fumée de cigarette secondaire, les vapeurs des produits de nettoyage, les solvants de peinture, les pesticides et les insecticides, ainsi que le monoxyde de carbone.

De faibles niveaux de CO (monoxyde de carbone) peuvent provoquer une accélération du rythme cardiaque, des douleurs thoraciques et des rythmes cardiaques irréguliers chez un patient souffrant de troubles cardiovasculaires, rendant l'exercice difficile.

À l'intérieur, le monoxyde de carbone (CO) peut être généré par les appareils de chauffage, les séchoirs, les chauffe-eau à gaz, les chauffages d'appoint, les cuisinières, les cheminées et les poêles à bois.

Il existe des preuves que plusieurs minéraux présents dans l'eau potable peuvent contribuer aux symptômes des maladies cardiaques ou les exacerber.

L'exposition au plomb, à l'arsenic, au fluor et au chlore est fortement associée aux maladies cardiaques.

Chapitre 6 : Remède pour la santé du cœur

De nombreux remèdes naturels intègrent une variété de plantes et de suppléments pour aider au traitement et à la prévention des maladies cardiaques. L'athérosclérose, ou durcissement des artères, est une cause majeure de maladie cardiaque.

Cette maladie est principalement présente dans les pays développés.

En revanche, l'athérosclérose est peu fréquente dans les pays du tiers monde, en raison des différences culturelles, de l'accès aux régimes alimentaires traditionnels et des remèdes à base de plantes.

Plus important encore, ils sont exempts de produits chimiques et de toxines présents dans les aliments transformés, qui peuvent mettre en danger la santé du cœur.

La coenzyme Q10, également connue sous le nom d'ubiquinone, est une molécule qui aide nos cellules à obtenir de l'énergie à partir des aliments.

Ce composé est fréquemment déficient dans notre alimentation. Bien que notre corps produise naturellement de la coenzyme Q10, la quantité produite diminue de manière significative lorsque nous vieillissons ou que nous avons un taux de cholestérol plus faible.

Par conséquent, en incluant la Coenzyme Q10 dans votre pile quotidienne, vous pouvez vous assurer que votre corps reçoit un apport adéquat de nutriments pour soutenir votre cœur et maintenir la santé de vos cellules.

Si vous ne consommez pas suffisamment de magnésium et de potassium dans votre alimentation, une supplémentation en ces nutriments peut vous aider à contrôler votre tension artérielle et à améliorer votre fonction cardiaque.

Comme vous le savez peut-être ou non, le sel a une longue histoire dans l'histoire de l'humanité. Il a joué un rôle essentiel dans le développement de la civilisation humaine et des politiques de santé publique au cours des derniers siècles.

Alors que le sel est un ingrédient prisé depuis des milliers d'années, il a été diabolisé au cours du siècle dernier.

Aujourd'hui, il a été identifié comme l'une des substances les plus dangereuses présentes dans le corps humain.

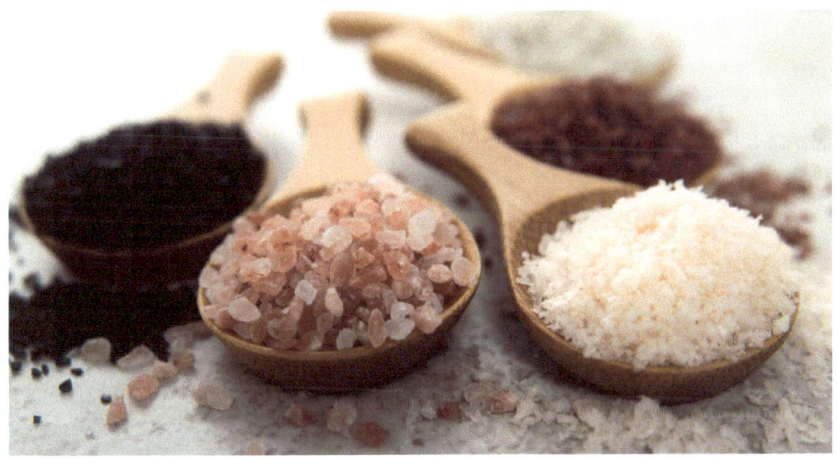

Des recherches récentes ont démontré que, si la quantité de sel consommée a un effet sur la santé cardiaque, elle joue néanmoins un rôle important dans le maintien d'un cœur sain et d'une santé optimale.

En effet, une carence en sel peut entraîner diverses maladies et nuire à long terme à l'organisme.

Par conséquent, nous devons consommer le sel avec modération pour rester en bonne santé.

Dès lors, où obtenons-nous notre sel ?

Les minéraux sont abondants dans le sel de mer ou de roche naturel et non raffiné.

Le sel marin est la meilleure source de sel que nous puissions trouver pour enrichir nos aliments en minéraux.

En raison de la rareté des sols riches en nutriments, il est difficile de trouver une trace de minéraux sains dans notre alimentation aujourd'hui.

Ainsi, en incorporant une variété de sels marins dans notre régime alimentaire, nous pouvons obtenir des minéraux vitaux des océans de la Terre.

Cependant, tous les sels ne sont pas bénéfiques pour notre santé. En effet, le sel de table, qui est extrait de gisements de sel souterrains, est hautement transformé et donc nocif pour notre santé.

Le sel de table qui a été transformé est appauvri en minéraux naturels et contient souvent des additifs pour éviter l'agglutination.

Vous ne pouvez obtenir tous les avantages pour la santé des minéraux de l'océan qu'en choisissant un sel marin entier et naturel qui "vaut son sel". Sans parler de l'incroyable saveur qu'il peut conférer à vos plats les plus délicieux.

- Suppléments contenant de l'huile de poisson et d'autres acides gras

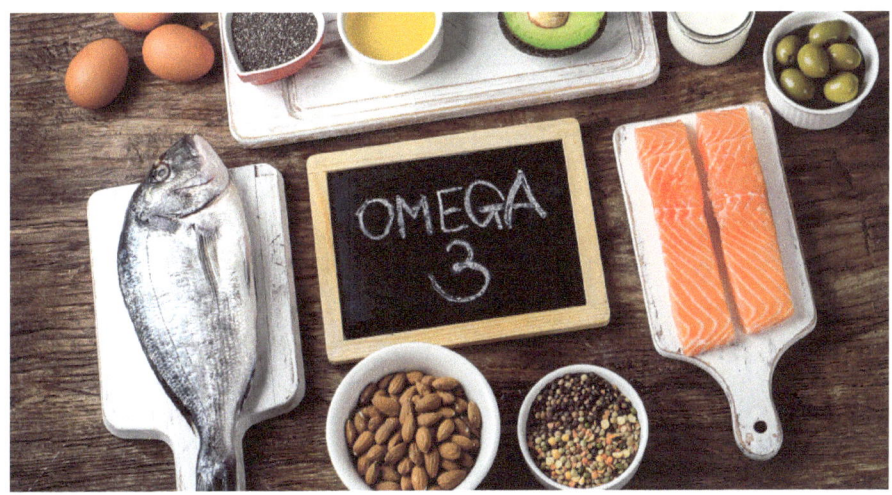

De nombreux compléments, comme l'huile de poisson, sont souvent de mauvaise qualité et peuvent être nocifs. Cela n'est dû au fait que le processus d'extraction les oxydes.

Avant d'acheter ou de prendre des compléments, il est essentiel de s'assurer de leur qualité. En général, une alimentation équilibrée permet de répondre à tous les besoins nutritionnels de l'organisme.

Les compléments ne sont nécessaires que lorsque votre régime alimentaire est déficient ou lorsque certains problèmes de santé entraînent une insuffisance ou une carence.

Bien que la majorité des compléments alimentaires soient sûrs et que certains présentent même des avantages réels pour la santé, leur utilisation comporte certains risques.

Plusieurs d'entre eux sont également des antis nutriments ; ils agissent contre la capacité de l'organisme à absorber les nutriments.

Les acides gras oméga-3 sont des nutriments essentiels que l'on trouve dans les plantes issues de l'agriculture biologique, le bétail élevé en pâturage et nourri naturellement, et les poissons sauvages.

Ils sont généralement présents dans la nature dans un rapport idéal de 50/50 pour la santé cardiaque avec d'autres graisses naturelles telles que les graisses oméga-6.

Lorsque le bétail, comme les œufs, les produits laitiers et les fruits de mer, est élevé dans des parcs d'engraissement ou des fermes industrielles sans accès à des aliments naturels ou à la lumière du soleil, il présente des carences en de nombreux nutriments essentiels.

Ils sont déficients en acides gras oméga-3 et contiennent une forte concentration de graisses malsaines.

Par conséquent, si vous ne consommez pas d'aliments biologiques élevés en plein air, il est fortement recommandé d'intégrer des compléments alimentaires à votre régime afin de couvrir vos besoins nutritionnels quotidiens.

- Vitamines et leur importance

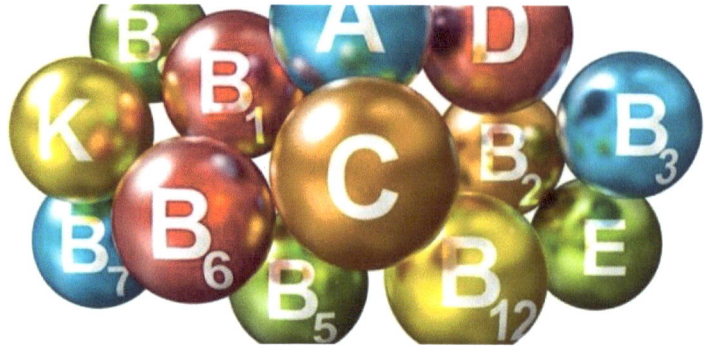

La vitamine C est sans conteste l'un des nutriments les plus sûrs et les plus nécessaires au corps humain, selon les experts de la santé.

En consommant quotidiennement de la vitamine C, votre corps ressentira un effet similaire à celui de la marche.

La marche, par exemple, peut stimuler la production d'une protéine appelée endothéline-1, qui provoque la constriction des petits vaisseaux sanguins.

Selon des études, les personnes qui prennent une dose quotidienne de 500 mg de vitamine C à libération prolongée peuvent inhiber l'activité de l'endothéline-1 aussi efficacement que celles qui font régulièrement de l'exercice.

La vitamine B9, également appelée acide folique, est une vitamine hydrosoluble.

Il s'agit d'une vitamine essentielle qui doit être incluse dans vos besoins nutritionnels quotidiens. Notre foie sert de lieu de stockage des vitamines.

Notre corps va puiser chaque jour dans ce stock la quantité de vitamines nécessaire.

Les vitamines en excès sont ensuite automatiquement évacuées de notre corps par le système excréteur. La vitamine B9 est nécessaire à l'une des fonctions les plus critiques de l'organisme, qui va de la formation des globules rouges à la production d'énergie vitale.

En outre, la vitamine B9 présente des avantages pour la santé, comme la formation d'une barrière protectrice contre le cancer, les accidents vasculaires cérébraux, les maladies cardiaques et les anomalies congénitales.

De plus, ses avantages comprennent le développement musculaire, la formation d'hémoglobine et la protection contre les troubles mentaux et émotionnels. Les asperges, le brocoli, les choux de Bruxelles et les lentilles contiennent tous de la vitamine B9.

- Aliments contenant des enzymes

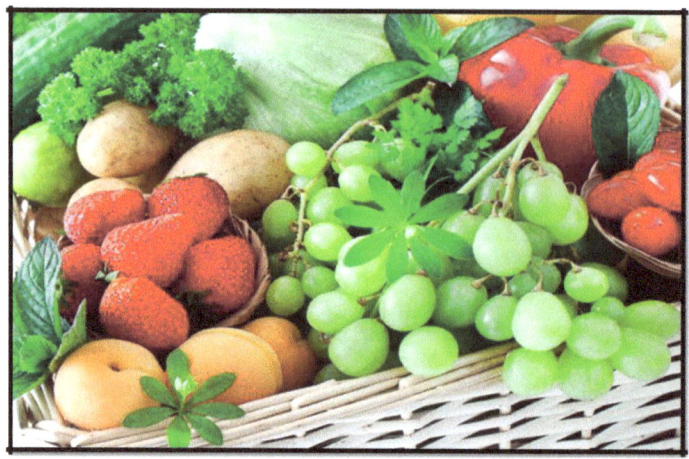

Les enzymes sont nécessaires au bon fonctionnement de chaque cellule de notre corps car ce sont des catalyseurs biologiques organiques qui initient, favorisent et accélèrent les réactions biochimiques.

Dans le sang, les enzymes métaboliques dégradent les défenses protéiques des virus, parasites, bactéries et champignons.

Ce sont des agents anti-inflammatoires qui aident à prévenir la majorité des maladies, y compris les maladies cardiaques.

Notre corps produit des milliers d'enzymes par jour, mais nous avons besoin d'un apport régulier d'enzymes fraîches provenant d'aliments frais.

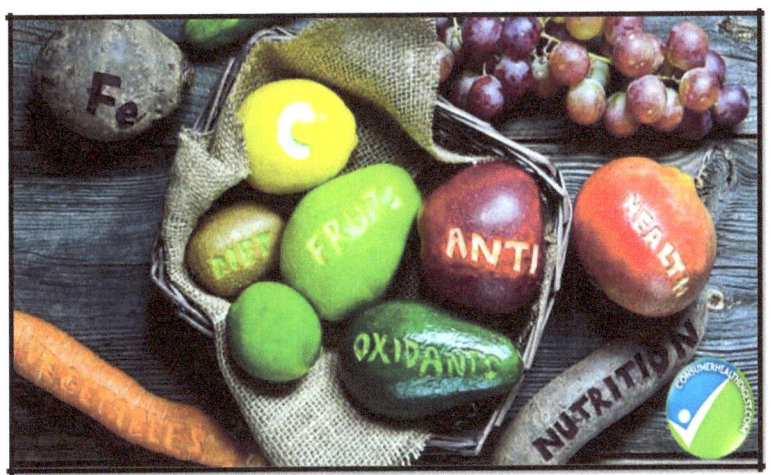

Une alimentation saine et équilibrée, riche en fruits et légumes frais et crus, constitue une bonne source d'enzymes et d'antioxydants, ainsi que de fibres.

Les antioxydants sont des molécules qui émettent des électrons pour contribuer au maintien de l'intégrité de vos cellules. Les antioxydants aident à prévenir l'oxydation du cholestérol. En effet, le cholestérol oxydé est la première cause de décès.

Bien que l'oxydation soit un processus normal de l'organisme, elle peut être mortelle si le taux de cholestérol oxydé est anormalement élevé.

Pourquoi en est-il ainsi ?

Parce que, contrairement aux autres produits de l'oxydation, notre système immunitaire naturel identifie souvent à tort le cholestérol oxydé comme une bactérie.

Par conséquent, votre organisme fait tout son possible pour éliminer le cholestérol oxydé, ce qui entraîne une inflammation des parois artérielles. En conséquence, l'athérosclérose, voire une maladie cardiaque, peut se développer.

Il existe de nombreux antioxydants, mais la vitamine E est l'un des plus connus. La vitamine E est un puissant antioxydant qui, selon de nombreuses études, aide à prévenir et même à traiter les dommages causés par les radicaux libres.

- Agriculture industrielle et alimentation biologique

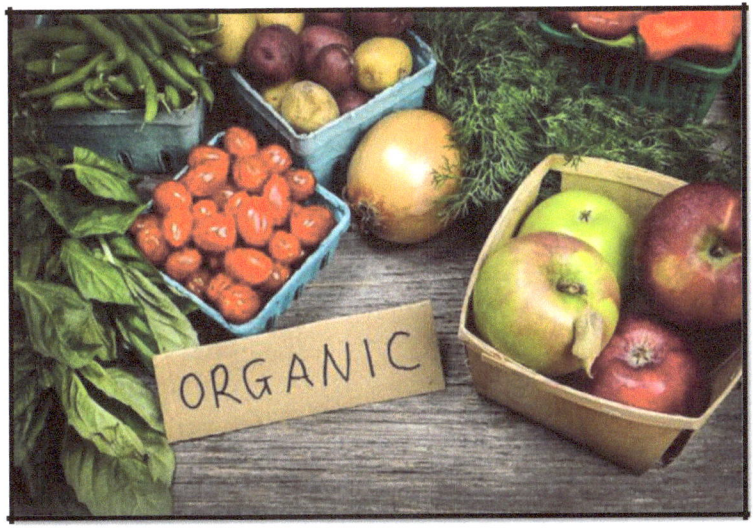

Avez-vous déjà entendu parler de "l'élevage industriel" ? Il s'agit d'un terme moderne qui désigne une approche "non traditionnelle" de l'agriculture, axée sur le maintien de densités de peuplement élevées. Ils atteignent cet objectif en intégrant des technologies modernes qui accélèrent la croissance des animaux, augmentent le rendement de la production et réduisent la mortalité du bétail.

La société moderne, en particulier les propriétaires d'entreprises et les investisseurs, s'accordent tous à dire que l'élevage industriel est la voie à suivre pour l'agriculture moderne. L'élevage industriel est également considéré comme une innovation de premier plan, car il est censé résoudre une pléthore de problèmes en augmentant la production et en réduisant les coûts. D'un autre côté, il y a ceux qui s'y opposent, affirmant que l'élevage industriel est plus nuisible à notre santé et à l'environnement que bénéfique. Les défenseurs des animaux s'élèvent également contre les pratiques d'élevage industriel qui sont cruelles pour les animaux.

Quelle est donc la vérité ?

Après des années de surveillance étroite et de recherches approfondies dans le secteur agricole, il a été établi que la majorité des pratiques d'élevage industriel utilisent des ingrédients de qualité inférieure et des méthodes de transformation douteuses.

En revanche, il existe une méthode d'agriculture "biologique". Ce terme fait référence à une méthode plus naturelle et moins toxique de culture et de production de produits agricoles. Les cultures biologiques, par exemple, doivent être produites sans l'utilisation de produits chimiques agricoles modernes tels que les organismes génétiquement modifiés (OGM), les pesticides synthétiques, les engrais à base de boues d'épuration et de pétrole.

Le bétail biologique ne doit pas utiliser d'hormones de croissance, d'antibiotiques ou de sous-produits animaux. Le bétail biologique doit être nourri avec des aliments biologiques et être autorisé à se déplacer librement à l'extérieur. Tout ce qui est moins que cela ne peut être considéré comme "biologique".

Ainsi, les produits agricoles biologiques sont beaucoup plus riches en nutriments et moins toxiques pour notre organisme que les produits agricoles conventionnels. Consommer plus d'aliments biologiques et moins d'aliments issus de l'agriculture industrielle peut améliorer la santé et la rétention des nutriments.

- La désintoxication - le vrai visage

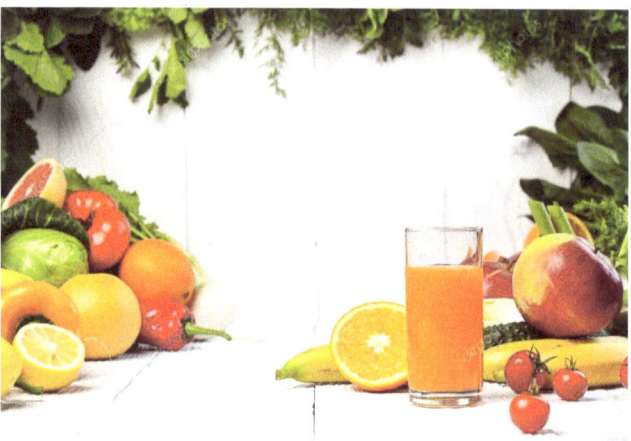

Lorsqu'on lui fournit les matières premières nécessaires, notre corps est extrêmement doué pour se détoxifier.

Les personnes qui ont une alimentation saine et équilibrée et qui évitent les aliments transformés en excès (une petite quantité d'aliments transformés n'est pas idéale, mais l'organisme peut les supporter s'il n'est pas surchargé) verront leur énergie et leur santé cardiaque augmenter.

- Réflexologie, méditation et pleine conscience

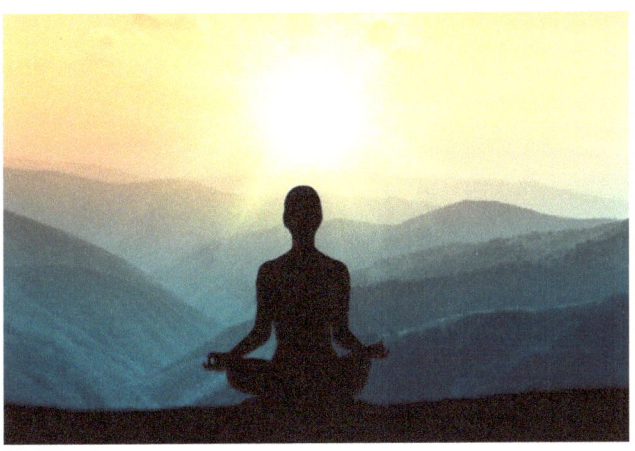

Les facteurs de risque psychologiques, tels que le stress et l'anxiété, ont sans aucun doute un effet important sur le cœur. Le stress peut influencer et exacerber les facteurs de risque de maladies cardiaques et d'hypertension artérielle (TA), en particulier lorsqu'il est associé à la sédentarité et à l'obésité.

Selon les résultats cliniques les plus récents, la méditation peut réduire considérablement le risque de maladie cardiaque, d'accident vasculaire cérébral et même de décès d'environ 50 %. Ils ont découvert que la respiration profonde et la relaxation aiguë peuvent être plus efficaces pour prévenir ou même guérir les maladies cardiaques que n'importe quel nouveau super médicament.

Le but ultime de la méditation est d'atteindre l'"équilibre" dans notre corps. Bien que cela puisse sembler abstrait et difficile à comprendre pour la majorité de la société actuelle, il a été démontré que la méditation permet d'équilibrer nos bio marqueurs dans le corps. De plus, ces bio marqueurs sont appelés hormones et neurotransmetteurs.

Lorsque vous êtes stressé ou que vous avez mal dans une partie de votre corps, cela est généralement dû à des changements hormonaux et à un déséquilibre des neurotransmetteurs. La méditation est un remède extrêmement efficace pour remédier à cette situation. Cette pratique a contribué à la régulation des bios marqueurs d'innombrables patients.

Qu'est-ce qui rend la méditation si puissante ? La clé est de cultiver la pleine conscience.

Le terme "pleine conscience" fait référence à la capacité de diriger son attention sur le moment présent et sur tout ce qui nous entoure, tant à l'intérieur qu'à l'extérieur.

L'une des clés de la pleine conscience consiste à rester dans le moment présent à tout moment. Observer vos pensées, vos émotions et vos comportements sans porter de jugement sur eux. La pratique du non-jugement est essentielle pour rester vraiment présent et calme.

Les avantages de la pleine conscience sont pratiquement illimités. Il a été démontré qu'une pratique régulière de la pleine conscience augmente la probabilité de vivre plus longtemps, d'avoir un cœur plus sain, un système immunitaire plus fort et d'être moins susceptible d'être obèse.

La réflexologie est une autre thérapie alternative pour la santé cardiaque.

Cette méthode est attrayante pour ceux qui recherchent un traitement non invasif. En effet, certaines personnes peuvent trouver la réflexologie très relaxante et thérapeutique. Il n'est pas nécessaire de se rendre dans des centres de réflexologie pour en récolter les fruits, car ces techniques d'autorelaxation peuvent être pratiquées sur vos mains et vos pieds à tout moment, à condition que vous sachiez comment le faire correctement.

La réflexologie aide à maintenir l'équilibre du corps et de l'esprit en les ramenant à un état d'homéostasie, ce qui permet au corps de fonctionner de manière optimale. En appliquant une pression sur des points de pression spécifiques du corps, les réflexologues formés sont capables de rétablir l'équilibre naturel du corps.

L'application d'une pression sur des points spécifiques de votre corps peut stimuler vos muscles, vos tissus et même vos cellules. Ces points de pression sur les mains et les pieds sont également appelés "réflexes".

Les différents points de pression ont un effet différent sur les différentes zones du corps. Les points de pression situés sur les réflexes de vos pieds détendent et stimulent les muscles du myocarde, ce qui stimule aussi indirectement le côlon et l'hypophyse.

- Les super aliments pour la santé cardiovasculaire

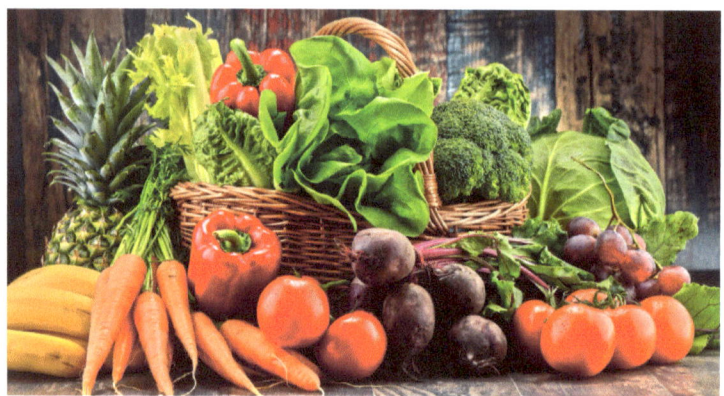

De nombreux aliments ont le potentiel d'améliorer de manière significative les problèmes de santé cardiaque, en raison de leur forte concentration en nutriments et en composés qui purifient naturellement les artères, nettoient et éliminent les inflammations, et renforcent le système immunitaire.

- Les avocats sont extrêmement riches en graisses saines et, lorsqu'ils sont consommés régulièrement, leurs composés aident à normaliser et à stabiliser les taux de cholestérol sanguin, à garder les artères dégagées et à prévenir les caillots.

- Il a été démontré que l'asperge est un nettoyant sanguin extrêmement efficace, qui abaisse la pression artérielle et ralentit la formation de caillots sanguins. Elle est enrichie en vitamines B1, B2, C, E et K.

- Les grenades contiennent un éventail impressionnant d'antioxydants qui non seulement protègent les membranes artérielles, mais stimulent également la production d'oxyde nitrique, qui permet au sang de circuler plus librement dans les vaisseaux sanguins d'une personne.

- Le curcuma réduit l'inflammation et le durcissement des artères, tout en contribuant à les garder claires et à prévenir la formation de caillots sanguins.

- Le kaki est une excellente source de polyphénols et d'antioxydants, qui contribuent tous deux à la réduction du mauvais cholestérol (LDL) et des triglycérides. En outre, ils contribuent à la normalisation de la pression artérielle et à la purification des artères.

- La spiruline aide à réguler le taux de graisse dans le sang, à normaliser les niveaux de lipides et contient des acides aminés essentiels qui contribuent à l'amélioration du système immunitaire.

- La cannelle a la capacité de réduire le taux de mauvais cholestérol et de nettoyer la plaque, l'empêchant de se former dans les artères et les vaisseaux sanguins.

- Le brocoli contribue à la prévention de l'accumulation de calcium dans les artères, ainsi qu'à la réduction de la pression artérielle et à la normalisation du taux de cholestérol.

- Les canneberges réduiraient jusqu'à 40 % le risque de développer une maladie cardiaque chez la majorité des gens. Elles contiennent un niveau élevé d'antioxydants, ce qui contribue à l'augmentation des HDL tout en diminuant les niveaux de LDL. Le thé vert contient une forte concentration de catéchines, qui contribuent à ralentir l'absorption du cholestérol et à améliorer le taux de lipides sanguins en désobstruant les artères. Le thé vert est également bénéfique pour la santé cardiovasculaire et le métabolisme.

Conclusion

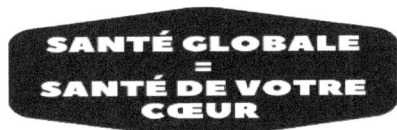

Nous vous remercions d'avoir acheté ce guide. J'espère que vous l'apprécierez et que vous en tirerez un grand profit.

En règle générale, le maintien de la santé globale de notre corps commence par notre cœur. Si vous prenez soin de votre cœur, vous prenez également soin du reste de votre corps. Vos choix en matière d'alimentation et de mode de vie auront un impact sur la santé de votre cœur et votre bien-être général. En outre, votre famille en subira également les conséquences.

Si vous consommez principalement des aliments transformés, vous ingérez des poisons sous la forme de glucides vides et de produits chimiques. En outre, si vous êtes inactif la majeure partie de la journée et que vous menez un mode de vie sédentaire, vous pouvez vous attendre à développer de graves problèmes de santé à un moment ou à un autre de votre vie et à réduire votre espérance de vie.

En revanche, si vous adoptez un mode de vie sain, faites des choix alimentaires prudents et pratiquez une activité physique, vous pouvez vous attendre à vivre longtemps et en bonne santé, sans maladies cardiaques ni autres problèmes de santé chroniques qui touchent la majorité des gens. Cela vous permettra de profiter de vos années d'or dans un état d'esprit relativement sain.

Ressources:

- https://www.planetoscope.com/mortalite/1518-crises-cardiaques-et-infarctus-mortels-en-france.html

- https://dae.philips.fr/arret-cardiaque/arret-cardiaque-soudain

- https://www.medtronic.com/fr-fr/patients/pathologies/arret-cardiaque.html

- https://restenvie.com/7-symptomes-avant-coureurs-dune-crise-cardiaque-ou-infarctus/

- https://sante.journaldesfemmes.fr/fiches-maladies/2061566-mort-subite-cardiaque-adulte-definition-cause-symptome-age-eviter-statistiques/

- https://sante.journaldesfemmes.fr/fiches-maladies/2537890-arret-cardiaque-cause-signes-que-faire-coma/

- https://www.cardiacscience.fr/arr%C3%AAt-cardiaque-soudain/

https://www.passeportsante.net/fr/Communaute/ReponsesExpert/Question/avoir-une-crise-cardiaque-en-etant-jeune-et-en-bonne-sante-est-ce-possible-34124

- https://sante.lefigaro.fr/actualite/2010/06/28/10294-peut-on-faire-crise-cardiaque-stress

- https://www.ottawaheart.ca/fr/maladie-du-c%C5%93ur/la_crise-cardiaque

- https://www.brunet.ca/sante/conseils-sante/l-infarctus-du-myocarde/

- https://wrha.mb.ca/fr/2021/02/24/crises-cardiaques-et-911-le-temps-cest-du-muscle/

   https://www.merckmanuals.com/fr-ca/accueil/les-faits-en-bref-troubles-cardiaques-et-vasculaires/maladie-des-art%C3%A8res-coronaires/crise-cardiaque

- https://www.cardio-online.fr/Actualites/Depeches/Arret-cardiaque-chez-les-jeunes-il-y-a-souvent-des-facteurs-de-risque-cardiovasculaire-pre-existants

- https://www.ledauphine.com/magazine-lifestyle/2021/06/06/a-20-ans-elle-fait-une-crise-cardiaque-apres-un-challenge-tiktok

- https://www.topsante.com/medecine/troubles-cardiovasculaires/infarctus/a-20-ans-elle-fait-une-crise-cardiaque-a-cause-d-un-challenge-sur-tiktok-644332

- https://www.allodocteurs.fr/maladies/coeur/infarctus-arret-cardiaque/que-faire-en-cas-d-039-arret-cardiaque_2863.html

Chroniques:

- https://ici.radio-canada.ca/ohdio/premiere/emissions/sur-le-vif/segments/chronique/120431/sante-mort-deces-marathon-ottawa-coeur-athlete-sur-le-vif?utm_source=Google&utm_campaign=AO-SEM&utm_medium=cpc&utm_term=RCOHDIO&utm_content=radio-contenu-specifique

- https://ici.radio-canada.ca/sports/1172095/marathon-ottawa-coureurs-transportes-hopital-mort

- https://ici.radio-canada.ca/nouvelle/1171914/marathon-ottawa-coureur-arret-cardiaque

- https://hattrmatters.ca/fr/

- https://www.marieclaire.fr/symptomes-crise-cardiaque-femme,1138407.asp

- https://www.larevuedupraticien.fr/article/infarctus-de-la-femme-renforcer-la-prevention

- https://www.aspirin.ca/fr/surviving-a-heart-attack/heart-attack-signs-symptoms/what-are-the-most-common-heart-attack-symptoms/

- https://www.vidal.fr/actualites/19704-infarctus-du-myocarde-silencieux-vaste-estimation-de-leur-incidence-et-de-leur-pronostic.html

- https://www.coeuretavc.ca/articles/arret-cardiaque-ce-que-chacun-doit-savoir?gclid=EAIaIQobChMIoIfU_8WR8gIVBe21Ch3Iyw4pEAAYASAAEgJHQ_D_BwE&gclsrc=aw.ds

www.ingramcontent.com/pod-product-compliance
Lightning Source LLC
Chambersburg PA
CBHW040359220526
45473CB00025B/2457